Айман Сарсенбаева
Халида Ганцева
Наталья Захарова

Комплексная терапия и диспансеризация при язвенной болезни

Айман Сарсенбаева
Халида Ганцева
Наталья Захарова

Комплексная терапия и диспансеризация при язвенной болезни

LAP LAMBERT Academic Publishing

Impressum / **Выходные данные**

Bibliografische Information der Deutschen Nationalbibliothek: Die Deutsche Nationalbibliothek verzeichnet diese Publikation in der Deutschen Nationalbibliografie; detaillierte bibliografische Daten sind im Internet über http://dnb.d-nb.de abrufbar.

Alle in diesem Buch genannten Marken und Produktnamen unterliegen warenzeichen-, marken- oder patentrechtlichem Schutz bzw. sind Warenzeichen oder eingetragene Warenzeichen der jeweiligen Inhaber. Die Wiedergabe von Marken, Produktnamen, Gebrauchsnamen, Handelsnamen, Warenbezeichnungen u.s.w. in diesem Werk berechtigt auch ohne besondere Kennzeichnung nicht zu der Annahme, dass solche Namen im Sinne der Warenzeichen- und Markenschutzgesetzgebung als frei zu betrachten wären und daher von jedermann benutzt werden dürften.

Библиографическая информация, изданная Немецкой Национальной Библиотекой. Немецкая Национальная Библиотека включает данную публикацию в Немецкий Книжный Каталог; с подробными библиографическими данными можно ознакомиться в Интернете по адресу http://dnb.d-nb.de.

Любые названия марок и брендов, упомянутые в этой книге, принадлежат торговой марке, бренду или запатентованы и являются брендами соответствующих правообладателей. Использование названий брендов, названий товаров, торговых марок, описаний товаров, общих имён, и т.д. даже без точного упоминания в этой работе не является основанием того, что данные названия можно считать незарегистрированными под каким-либо брендом и не защищены законом о брендах и их можно использовать всем без ограничений.

Coverbild / Изображение на обложке предоставлено: www.ingimage.com

Verlag / Издатель:
LAP LAMBERT Academic Publishing
ist ein Imprint der / является торговой маркой
OmniScriptum GmbH & Co. KG
Heinrich-Böcking-Str. 6-8, 66121 Saarbrücken, Deutschland / Германия
Email / электронная почта: info@lap-publishing.com

Herstellung: siehe letzte Seite /
Напечатано: см. последнюю страницу
ISBN: 978-3-659-52530-8

Сарсенбаева А.С., Ганцева Х.Х., Захарова Н.А.

Комплексная терапия и диспансеризация при язвенной болезни

Научное издание

Сарсенбаева А.С., Ганцева Х.Х., Захарова Н.А.
Комплексная терапия и диспансеризация при язвенной болезни - Саарбрюкен (Saarbrücken): LAP LAMBERT Academic Publishing, 2014, 75стр.

ISBN - 978-3-659-52530-8

Авторский коллектив:
- Сарсенбаева Айман Силкановна – доктор медицинских наук, профессор кафедры Терапии, декан факультета дополнительного профессионального образования ГБОУ ВПО «Южно-уральский государственный медицинский университет» Министерства здравоохранения РФ, член-корреспондент РАЕН.

 - Ганцева Халида Ханафиевна – заведующий кафедрой внутренних болезней Башкирского медицинского университета, доктор медицинских наук, профессор, лауреат III Всероссийского конкурса проектов по здоровому образу жизни «Здоровая Россия» МЗ РФ.

 - Захарова Наталья Альбертовна – ФКУ ГБ МСЭ ФМБА России, г. Снежинск. врач терапевт, специалист по реабилитации, кандидат медицинских наук.

ОГЛАВЛЕНИЕ

ВВЕДЕНИЕ

Доказано, что ведущее значение в этиопатогенезе язвенной болезни в настоящее время придается H. pylori-инфекции. Однако, несмотря на введение в стандарты лечения эрадикационных схем, проблему H. pylori-ассоциированной язвенной болезни нельзя считать решенной. Так, по данным ряда российских авторов: Авакимяна В.А с соавт, [3], Шапошникова В.И., [64], Поваляева А.В., [49], Ступина В.А., [55], в России отмечается рост осложнений ЯБ, таких как кровотечения и перфорации. Уровень же летальности от язвенных кровотечений остается высоким – до 15%, и практически не меняется последние 20 лет [32, 55]. Несмотря на неоспоримые успехи внедрения в клиническую практику различных схем эрадикационной терапии H. pylori, ожидаемого снижения частоты рецидивов язвенной болезни в стране не произошло [14]. Следует отметить отсутствие российских многоцентровых исследований распространенности H. pylori, что затрудняет оценку, как распространенности этой инфекции, так и ее динамики во времени [40]. Это особенно важно в связи со значением этих показателей, прежде всего для планирования профилактической работы и контроля заболеваемости.

Актуальность изучения язвенной болезни определяется и тем, что данное заболевание имеет не только медицинское, но и социально-экономическое значение, что подчеркивает необходимость совершенствования тактики лечения этой группы больных [39].

Выявление популяции с высокой распространенностью H. pylori позволяет формировать целевые группы для экономически целесообразных вмешательств, поскольку H. pylori является модифицируемым фактором риска ряда ассоциированных с ним заболеваний [41].

Для клинической медицины важно понимать закономерности и особенности формирования каждого типа патологии, выделять неблагоприятные и благоприятные факторы, влияющие на ее течение, их приоритетность, анализировать доступность методов диагностики, лечения и профилактики заболевания [67].

В доступной литературе недостаточно встречаются сведения, раскрывающие многообразие взаимосвязей между клиническими, эндоскопическими, иммунологическими сдвигами, психоэмоциональными изменениями в организме человека при язвенной болезни. Не достаточно разработаны методы неинвазивной (неэндоскопической) диагностики данного заболевания. Мало освещены вопросы профилактики язвенной болезни, повышения приверженности пациентов к лечению. В связи с этим оптимизация диагностики и лечебно-профилактических мероприятий у пациентов с язвенной болезнью трудоспособного возраста является актуальной.

Одной из важных задач приоритетного Национального проекта в сфере здравоохранения является совершенствование профилактических мероприятий [53]. Большое значение имеет осуществление диспансеризации в гастроэнтерологической практике, в частности, больных с язвенной болезнью желудка и двенадцатиперстной кишки [14], так как благодаря активному динамическому наблюдению осуществляется раннее выявление, предупреждение развития и распространения заболеваний, восстановление трудоспособности, продление периода активной жизнедеятельности пациентов. Оптимизация диспансерной помощи больным с язвенной болезнью, внедрение новых подходов к обследованию и лечению, возможно, позволит снизить частоту обострений, изменить негативные тенденции в течении заболевания и уменьшить количество летальных исходов.

ГЛАВА 1. Состояние диспансерной помощи больным с язвенной болезнью на современном этапе

Одним из достижений для отечественной системы организации медицинской помощи является реальная профилактическая направленность [16, 53]. Документами, регламентирующими динамическое наблюдение за лицами, подлежащими диспансеризации по поводу ЯБ, являются: приказ МЗ РФ № 770 от 30 мая 1986г. о порядке проведения всеобщей диспансеризации населения; приказ Министерства здравоохранения и социального развития РФ № 539 от 29 августа 2005г. « О мерах по совершенствованию организации гастроэнтерологической помощи населению РФ; приказ Министерства здравоохранения и социального развития РФ № 187 от 22 марта 2006г. «О системе управления приоритетным национальным проектом в сфере здравоохранения», приказ Министерства здравоохранения и социального развития РФ № 415н от 02.06.2010г. «Об утверждении порядка оказания медицинской помощи населению при заболеваниях гастроэнтерологического профиля».

Одной из важных задач приоритетного Национального проекта России в сфере здравоохранения является совершенствование профилактических мероприятий [18, 62].

Под диспансеризацией понимается активное динамическое наблюдение за состоянием здоровья определенных контингентов населения (здоровых и больных), взятие этих групп на учет с целью раннего выявления, динамического наблюдения и комплексного лечения заболевших, проведения мероприятий по оздоровлению их условий труда и быта, предупреждению развития и распространения болезней, восстановлению трудоспособности и продлению периода активной жизнедеятельности. Основная цель диспансеризации состоит в сохранении и укреплении здоровья населения, увеличении продолжительности жизни людей и повышении производительности труда работающих путем активного выявления и лечения начальных форм заболеваний, изучения и устранения причин, способствующих возникновению и распространению заболеваний [38].

Большое значение имеет осуществление диспансеризации в гастроэнтерологической практике, в частности, пациентов, страдающих ЯБ [14]. В России на диспансерном учете находится около 3 млн. больных ЯБ [34]. Отсутствие уменьшения числа осложнений заболевания (желудочно-кишечных кровотечений, перфораций) в России за последние годы [14, 49, 55] обуславливают необходимость в новой оценке роли факторов риска, сопутствующих заболеваний, адекватности диагностики, лечения и профилактики данного заболевания. Актуальность изучения факторов риска определяется высокой перспективностью профилактического подхода к лечению язвенной болезни [17, 70]. Однако профилактика невозможна без четкого определения роли отдельных общеизвесных факторов риска, влияющих на развитие заболевания [15, 36].

Открытие H. pylori и доказательство его ведущей этиологической роли в развитии ЯБ, разработка в связи с этим новых методов диагностики и схем лечения создают предпосылки для разработки более совершенных методов диспансерного учета больных [14, 29]. Получение аргументированных доказательств инфекционного генеза ЯБ ведет к необходимости введения в стандарты диспансерной помощи пациентам с ЯБ диагностических тестов, направленных на выявление у них H. pylori-инфекции и проведения целенаправленной антихеликобактерной терапии у больных в диспансерной группе независимо от активности язвенного процесса.

ГЛАВА 2. Актуальные проблемы лечения больных H. pylori-ассоциированной язвенной болезнью желудка или двенадцатиперстной кишки

Открытие Helicobacter pylori коренным образом изменило традиционные подходы к лечению ЯБ, выдвинув на первый план антибактериальную терапию [28, 59]. Без лечения или при его неэффективности колонизация H pylori слизистой оболочки желудка является пожизненной.

На настоящий момент страны Европейского континента, включая и Россию, руководствуются итоговым документом Маастрихт-3 от 2005г. Европейской группы по изучению Helicobacter pylori [43, 75]. Антибиотики являются обязательным компонентом схем антихеликобактерной терапии. Их положительное влияние на течение и прогноз H. pylori-ассоциированных заболеваний доказано в многочисленных рандомизированных клинических испытаниях, мета-анализах этих испытаний и закреплено международными консенсусами [2, 81].

Принятое Маастрихтское соглашение-3, основанное на принципах доказательной медицины, еще раз продемонстрировало целесообразность выбора трехкомпонентной схемы, включающей ингибиторы протонной помпы (ИПП) с двумя антибиотиками (кларитромицин и амоксициллин или кларитромицин и метронидазол) в качестве терапии первой линии. Необходимым условием применения данных схем является уровень резистентности к кларитромицину и метронидазолу (резистентность наиболее распространенных штаммов H. pylori в данном регионе к кларитромицину не превышает 15-20%, к метронидазолу – 40%) [43]. Синергизм между всеми компонентами схемы позволяет прогнозировать эффективность терапии более чем в 80% случаев [26]. При совместном применении кларитромицина и омепразола концентрация последнего в крови и время его полувыведения увеличиваются.

Для повышения эффективности терапии в рекомендациях Маастрихт-3 указано, что продолжительность лечения может быть пролонгирована с 7 до 14 дней. Однако подчеркивается, что 14-дневные курсы эффективнее 7-дневных на 9-12% [51].

Одним из важных компонентов эрадикационной схемы являются ИПП. Это последняя генерация антисекреторных препаратов, обладающих единым механизмом действия в виде необратимой блокады протонной помпы париетальной клетки [4]. По эффективности действия ИПП превосходят H_2-блокаторы гистаминовых рецепроров в подавлении базальной и стимулированной кислотопродукции, скорости купирования болевого синдрома при кислотозависимых заболеваниях, а также по влиянию на скорость заживления повреждений верхних отделов желудочно-кишечного тракта [27]. ИПП подавляют ферментативную активность H. pylori и создают неблагоприятные условия для вегетативных форм микроорганизма, не обладая прямым антибактериальным действием. Замена ИПП на H_2-блокаторы гистаминовых рецепторов в схемах эрадикации H. pylori ведет к достоверному снижению эффективности антибактериальной терапии [41].

В России применяются пять представителей класса ИПП: омепразол, лансопразол, пантопразол, рабепразол и эзомепразол. [1, 58].

В 1978г в клиническую практику первым вошел омепразол и на долгое время стал препаратом № 1 для ингибирования протонной помпы [27]. Эзомепразол в дозе 40 мг/сут имеет в целом более выраженное антисекреторное действие по сравнению с другими ИПП. Однако рабепразол в дозе 20мг/сут и лансопразол в дозе 30мг/сут являются более быстрыми по скорости развития антисекреторного эффекта по сравнению с омепразолом в дозе 20мг/сут и пантопразолом в дозе 40 мг/сут [31]. Новый препарат тенатопразол не продемонстрировал явных фармакодинамических преимуществ перед своими предшественниками. Проходят клинические испытания новейшие препараты: правовращающийся изомер лансопразола с замедленным высвобождением активного вещества, разработанный корпорацией «ТАП» (США), и пантопразол магния дигидрат с замедленным высвобождением пантопразола.

По данным исследований и мета-анализа их результатов установлено, что все ИПП в схемах эрадикационной терапии приблизительно равны по эффективности [31].

XXII конференция европейской группы по изучению Helicobacter (EHSG), прошедшая в сентябре 2009 г. в Португалии (г. Порту) и XXIII конференция EHSG в Нидерландах в 2010г (г. Роттердам), подтвердили лидирующие позиции тройной терапии для эрадикации H. pylori [79]. Однако в ходе XXIII конференции Еврогруппы по изучению Helicobacter отмечено, что согласно исследованиям последних лет резистентность к кларитромицину постоянно увеличивается, что означает, что эра кларитрамицина, возможно, близится к концу. Если раньше схемы с применением кларитромицина достигали эрадикации 90%, то теперь лишь 80% и менее.

В России уровень первичной резистентности к метронидазолу превышает 40% [26], а в отдельных регионах – даже 90% [43], что делает нецелесообразным применение нитроимидазола в качестве компонента терапии первой линии. В то же время первичная резистентность к кларитромицину среди взрослого населения в нашей стране не превышает 20% даже в регионах с широким использованием макролидных препаратов. Такая фоновая резистентность позволяет продолжать применять кларитромицин в схемах терапии первой линии [23, 65]. Однако данные современной литературы свидетельствуют о том, что резистентность к кларитромицину неуклонно растет и в нашей стране [8].

В качестве терапии первой линии предложена и квадротерапия на основе препарата висмута (ИПП 2 раза в день, тетрациклин, висмута трикалия дицитрат, метронидазол). Назначение данной схемы рекомендовано, если резистентность наиболее распространенных штаммов H. pylori в данном регионе к кларитромицину превышает порог 20%, или имеется гиперчувствительность к амоксициллину или кларитромицину [23]. В материалах XXIII конференции Еврогруппы по изучению Helicobacter, 2010г отмечено, что левофлоксацин также может играть большую роль в терапии 1 линии, и приведены результаты исследований, показывающие, что замена кларитромицина левофлоксацином в стандартной схеме дает увеличение результатов эрадикации [74, 77].

Терапия второй линии продолжительностью 7-14 дней предлагается в случае неудачи терапии первой линии. Она состоит из ИПП в стандартной дозе 2 раза в день, препарата висмута трикалия дицитрата (120 мг 4 раза в день), метронидазола (1500 мг в день), тетрациклина (500 мг 4 раза в день), а если схема недоступна, назначается: ИПП 2 раза в сутки с амоксициллином (2000 мг/сут) и тетрациклином (2000 мг/сут) или фуразолидоном (400мг/сут) [71]. Квадротерапия с использованием метронидазола в России не должна применяться широко в связи с тотальной резистентностью к метронидазолу.

В качестве терапии третьей линии в материалах XXIII конференции Еврогруппы по изучению Helicobacter, 2010г вновь рекомендуется схема ИПП (два раза в день), амоксициллин (1 г два раза в день) и рифабутин (150 мг два раза в день), однако предложено продлить ее с 7 до 10-14 дней [83]. Схема с рифабутином как терапия третьей линии рекомендуются в клинически сложных случаях.

Резистентность H. pylori к антибиотикам – возрастающая проблема [23, 85]. Уникальность ситуации с эрадикацией H. pylori заключается в том, что не все антимикробные препараты, высокоактивные против данной инфекции in vitro, эффективны в клинической практике [26]. В условиях агрессивной среды желудка, при наличии слизистого барьера действие антибиотиков может отличаться от такового в лабораторных условиях.

В настоящее время продолжаются исследования терапевтической вакцины [45, 69]. Первые исследования в моделях на животных продемонстрировали ее эффективность и дали большие надежды на создание человеческой вакцины. Однако при тестировании на людях оральной терапевтической вакцины, которая состояла из рекомбинанта апоэнзима уреазы

H. pylori и термолабильного токсина Escherichia coli, у большого количества пациентов возникли побочные действия в виде диареи, что затруднило ее использование [76].

Таким образом, терапия ЯБ, ассоциированной с H. pylori, на современном этапе – это эрадикация данного микроорганизма [28, 61]. Многократное снижение частоты рецидивов гастродуоденальных язв подтверждено мета-анализами и рандомизированными исследованиями с уровнем доказательности 1а и степенью рекомендаций А [43, 79].

Однако по данным ряда авторов у 2-20% больных клинико-эндоскопической ремиссии ЯБ достичь не удается [6, 46]. Это может быть связано не только с инфицированностью H. pylori и его вирулентными свойствами, но и индивидуальным ответом иммунной системы макроорганизма на инфекцию [7]. Учитывая повсеместное снижение эффективности рекомендуемой эрадикационной терапии инфекции H. pylori, актуальной задачей на сегодняшний день представляется поиск более эффективных схем лечения.

В последние десятилетия появляется все больше публикаций, посвященных не только изучению в развитии язвенной болезни роли H. pylori-инфекции, но и роли иммунных нарушений. Многие авторы при изучении иммунного статуса пациентов с язвенной болезнью желудка или двенадцатиперстной кишки выявили те или иные отклонения в системе общего и местного иммунитета [21, 35]. Одним из направлений улучшения результатов лечения ЯБ является применение иммуномодуляторов в комплексе с антихеликобактерной терапией. Назначение иммуномодуляторов оказывает позитивное влияние на клиническое течение язвенной болезни, способствует уменьшению рецидивов ЯБ и быстрому заживлению язвенного дефекта [37].

В последние годы в литературе опубликованы работы по изучению иммунологического статуса и течения язвенной болезни у больных с ЯБ при использовании в схемах лечения следующих иммуномодулирующих препаратов: ликопида [33], гепона [37], бестима [57], беталейкина [24], иммунофана [10, 30], ронколейкина [52], Т-активина и левамизола [48], спленопидом [13]. Большинство исследований в этой области выполнено с применением системных иммуномодуляторов. Эффекты топической иммунокоррекции на уровне поражаемых H. pylori-инфекцией тканей остаются менее изученными.

Множество способов лечения и значительное количество препаратов, используемых при H. pylori-ассоциированной ЯБ, подтверждает, что проблема лечения данного заболевания до конца не решена. Поиск новых стратегий воздействия на H. pylori, направленных на совершенствование методов лечения и профилактики H. pylori-инфекции остается актуальным [2].

Важным аспектом являются также затраты на диагностику и лечение больных с ЯБ в период обострения, лечение осложнений, а также экономические потери, включающие выплаты по листкам временной нетрудоспособности больным ЯБ. Ведь, как отмечалось выше, язвенная болезнь часто встречается у трудоспособного населения [12, 22]. Так, Л.Б. Лазебником с соавт. проведен фармакоэкономический анализ общей стоимости лечения ЯБ, ассоциированной с H. pylori, по результатам которого, в среднем полная стоимость лечения больного с ЯБДПК в стационаре составляет 21258,9 руб [39].

Таким образом, рецидивирующее течение ЯБ, развитие осложнений (в виде кровотечений, перфораций, пенетраций, стенозов), которые могут привести к временной или стойкой утрате нетрудоспособности, и даже к гибели больных, а также экономические затраты, возникающие при данном заболевании, вынуждают исследователей уточнять этиологические и патогенетические аспекты язвенной болезни, разрабатывать новые и совершенствовать уже известные методы диагностики и лечения [5, 25].

ГЛАВА 3. ОЦЕНКА ЭФФЕКТИВНОСТИ КОМПЛЕКСНОЙ ТЕРАПИИ ЯЗВЕННОЙ БОЛЕЗНИ ЖЕЛУДКА И ДВЕНАДЦАТИПЕРСТНОЙ КИШКИ НА ОСНОВЕ КОНТРОЛЯ ПРОВОСПАЛИТЕЛЬНЫХ ЦИТОКИНОВ И HELICOBACTER PYLORI

У группы пациентов диспансеризированных у гастроэнтеролога по поводу латентнотекущей язвенной болезни продолжалось углубленное изучение клинико-иммунологических особенностей. Основной задачей на этом этапе исследования являлась оценка эффективности препарата имудон в комплексном лечении пациентов с ЯБЖ или ЯБДПК в стадии обострения, а также поиск критериев наличия язвенного дефекта у больных с латентным течением язвенной болезни без использования инвазивных методов исследования или в случаях отказа больных от эндоскопического обследования.

В литературе опубликованы работы по изучению иммунологического статуса и течения язвенной болезни у больных при использовании в схемах лечения системных иммуномодулирующих препаратов [7, 73]. Нами, в качестве дополнения к эрадикационной терапии H. pylori инфекции, был применен топический иммуномодулятор имудон. Препарат предназначен для проведения местной специфической иммунотерапии при заболеваниях ротовой полости и глотки. Влияние препарата на иммунную систему выражается в увеличении фагоцитарной активности макрофагов, повышении содержания лизоцима в слюне, а также в увеличении числа иммунокомпетентных клеток и содержания местных антител (иммуноглобулинов класса А).

Таким образом, имудон обладает лечебным специфическим антимикробным и противовоспалительным действием, а также, повышая иммунный местный защитный барьер, обеспечивает профилактику рецидивов воспалительных и инфекционных поражений полости рта и глотки.

Предпосылками для выбора данного препарата явились следующие факты:

1. Данные литературы о возрастающей резистентности H. pylori к антибиотикам, рекомендуемым для лечения хеликобактериоза.

2. Результаты изучения функционального состояния системы иммунитета при ЯБ достаточно противоречивы [10, 60]. Эффекты топической иммунокоррекции на уровне поражаемых H. pylori-инфекцией тканей остаются недостаточно изученными.

3. В ряде работ указывается на персистенцию H. pylori в ротовой полости [47, 63]. Следовательно, по мнению автора, одним из факторов достижения стабильной ремиссии ЯБ является успешная эрадикация микроорганизма в желудке и ротовой полости. Поэтому эффективность имудона в лечении заболеваний пародонта и слизистой оболочки полости рта явились дополнительными критериями в пользу выбора данного препарата. Имели значение также возможность проведения лечения в короткие сроки (10 дней) и таблетированная форма лекарственного средства.

В исследование на третий этап лечения перешли пациенты из второго диагностического этапа, рандомизированные случайным образом «методом конвертов» на группу А и В.

Группа А получала комплексное лечение, включающее стандартную антихеликобактерную терапию и топический иммуномодулятор имудон. Эта группа включала 50 человек. Пациенты в группе В (50 человек) получали стандартную антихеликобактерную терапию. Контрольную группу составили 25 практически здоровых лиц, сопоставимых по полу и возрасту с пациентами в группе А и В.

Формирование выборки на 3 этапе основывалось на выделении из генеральной совокупности выборки исходя из определенного титра антител к H. pylori. Группы пациентов А и В были сопоставимы по уровням титров АТ к H. pylori и локализации язвенных дефектов (табл. № 1).

Анализ структуры группы А и В по показателям титров антител

Титр № 1	Группа А;n=50		Группа В;n=50		ОШ	p₁	ОШ	p₂
	ЯБЖ	ЯБ ДПК	ЯБЖ	ЯБ ДПК				
	n	n	n	n				
1:20	2	3	1	4	1,7	>0,05	0,8	>0,05
1:40	2	3	1	4	1,7	>0,05	0,8	>0,05
1:80	4	6	3	7	1,1	>0,05	0,9	>0,05
1:160	6	14	5	15	1	>0,05	1,0	>0,05
1:320	4	6	5	5	0,6	>0,05	1,3	>0,05
Всего	18	32	15	35	1,3	>0,05	0,8	>0,05

Примечание:

Титр № 1 - величина титра АТ к H. pylori методом ИФА в начале исследования

p_1 - достоверность различий в количестве язвенных дефектов с локализацией в желудке в группах А и В

p_2 - достоверность различий в количестве язвенных дефектов с локализацией в двенадцатиперстной кишке в группах А и В

Больным обеих групп было проведено методом иммуноферментного анализа в слюне и крови определение спектра провоспалительных цитокинов: IL-6 и IL-8. Результаты исследования цитокинов сравнивали с показателями контрольной группы.

Результаты исследования уровней цитокинов в слюне у больных групп А и В до начала лечения приведены в таблице № 2.

Показатели уровня цитокинов в слюне у исследуемых групп до лечения

Показатель пг/мл	Контроль n=25	Группа А n=50	Группа В n=50	p₁	p₂	p₃
IL-6	2,7±0,3	18,04±1,51	16,86±1,55	<0,001	<0,001	>0,05
IL-8	37,24±2,52	71,96±13,40	69,94±12,47	<0,001	<0,001	>0,05

Примечание: достоверность различий между показателями:

p1 – группы А и контрольной группы

p2 – группы В и контрольной группы

p3 – группы А и группы В

В исходных показателях цитокинов в слюне у больных групп А и В в сравнении с контрольной группой отмечены достоверно высокие показатели IL-6 и IL-8, что может являться проявлением воспалительной реакции организма на локальном уровне в ответ на H. pylori-инфекцию: уровень IL-6 оказался выше контрольного в 6 раз (p<0,001), уровень IL-8 – в 1,8 раза (р<0,001). Иммунологические показатели IL-6 и IL-8 в группах А и В до начала лечения достоверно между собой не различались (р>0,05).

Результаты исследования уровней цитокинов в сыворотке крови у больных групп А и В до начала лечения представлены в таблице № 3.

Таблица № 3

Показатели уровня сывороточных цитокинов у исследуемых групп

до лечения

Показатель пг/мл	Контроль n=25	Группа А n=50	Группа В n=50	p_1	p_2	p_3
IL-6	19,3±1,32	40,01±2,08	37,07±2,62	<0,001	<0,001	>0,05
IL-8	14,58±3,2	89,33±10,01	86,11±12,90	<0,001	<0,001	>0,05

Примечание: достоверность различий между показателями:
p1 – группы А и контрольной группы
p2 – группы В и контрольной группы
p3 – группы А и группы В

У пациентов в исследуемых группах отмечено также повышение в сыворотке крови содержания провоспалительных цитокинов (IL-6 и IL-8), что свидетельствует об активации субклассов лимфоцитов, ответственных за инициацию и стимуляцию клеточного иммунного ответа. Уровень IL-6 был достоверно выше (р<0,001), чем у лиц контрольной группы в 2 раза, уровень IL-8 (р <0,001) – в 6 раз. Уровни IL-6 и IL-8 в сыворотке крови в группах А и В достоверно между собой до начала лечения также не различались (р >0,05)

Таким образом, иммунологические показатели исследуемых групп до начала лечения характеризовались достоверным увеличением уровня IL-6 и IL-8 в слюне и сыворотке крови. Следует отметить, что увеличение IL-6 было более выражено при исследовании секреторного иммунитета, а уровень IL-8 был более высоким в сыворотке крови.

Далее проведена оценка ближайших и отдаленных результатов лечения в исследуемых группах.

Анализ результатов лечения через 4-6 недель от начала лечения проводили по динамике данных ФГС, уреазного дыхательного теста, а также уровня цитокинов в слюне и крови. Вариантом краткосрочного анализа эффективности лечения являлась также оценка динамики титров АТ к H. pylori через 6 месяцев после лечения.

Анализ результатов лечения через один год проводили по проценту успешной эрадикации H. pylori с учетом результатов уреазного дыхательного теста и теста CagA серопозитивности, количества рецидивов и осложнений язвенной болезни.

3.1. Анализ результатов лечения через 4-6 недель после терапии

Основной из задач лечения язвенной болезни является заживление язвенного дефекта и восстановление трудоспособности пациента.

При контроле через 4-6 недель (в зависимости от локализации язвы) язвенные дефекты были выявлены у 5 пациентов в группе В (табл. № 4). Из них 60,0% (3 пациента) приходилось на случаи с локализацией язвы в желудке, 40% (2 пациента) – с локализацией язвы в двенадцатиперстной кишке. Все незажившие язвенные дефекты после курса лечения выявлены у больных с исходными сильноположительными титрами антител (1:80 и выше).

Таблица № 4

Количество эрозивно-язвенных дефектов по результатам ФГДС

в группе В через 4-6 недель после лечения

Группа, пациент		Титр АТ к H. pylori № 1	ФГС №1	Терапия	ФГС № 2
Гр В	1.А.	1:80	ЯБЖ	Стандартная	ЯБЖ
Гр В	2.М.	1:80	ЯБ12	Стандартная	ЯБ12
Гр В	3.Н.	1:80	ЯБ12	Стандартная	ЯБ12
Гр В	4.С.	1:320	ЯБЖ	Стандартная	ЯБЖ
Гр В	5.С.	1:160	ЯБЖ	Стандартная	ЯБЖ

Примечание:
Титр № 1 – величина титра АТ к H.pylori методом ИФА в начале исследования
ФГС № 1 –результат эндоскопичекого обследования в начале исследования
ФГС № 2 – результат эндоскопичекого обследования через 4-6 недель

Таким образом, по результатам ФГДС заживление язв в группе А превышало показатель заживления в группе В (100% в группе А против 90% в группе В), что явилось ранним критерием эффективности комплексной терапии ($\varphi=3,22$; $p<0,001$).

1.1.1 Динамика результатов уреазного дыхательного ХЕЛИК-теста

Результаты уреазного дыхательного теста через 6 недель после лечения остались положительными в группе А у 10% пациентов (5 чел.), что достоверно ниже, чем в группе В – у 26% (13 чел.), $p<0,05$.

1.1.2 Динамика показателей IL-6 и IL-8 после лечения

При оценке эффективности терапии помимо контроля за эрадикацией H. pylori, эндоскопических данных, использовали оценку динамики показателей иммунной системы по уровню IL-6 и IL-8.

В таблице № 5 отражена динамика цитокинов в слюне и сыворотке крови у больных в группе А через 6 недель после комплексного лечения.

Таблица № 5

Динамика цитокинов в слюне и сыворотке крови в группе А

Показатель пг/мл	Контроль n=25	Группа А n=50			
		до лечения	после лечения	P_1	p_2
IL-6сл.	2,7±0,3	18,04±1,51	9,03±1,08	<0,001	<0,05
IL-6кр.	19,3±1,32	40,01±2,08	22,77±2,54	<0,05	>0,05
IL-8сл.	37,24±2,52	71,96±13,40	58,08±11,58	>0,05	<0,05
IL-8кр	14,58±3,2	89,33±10,01	69,06±9,39	<0,05	<0,01

Примечание: достоверность различий между показателями уровня интерлейкинов у больных до и после комплексного лечения оценивали по критерию Уилкоксона:
p_1 – в группе А до и после лечения;
p_2 – в группе А после лечения в сравнении с контролем

Показатель IL-6 на фоне применения имудона снизился в слюне (до лечения 18,04±1,51, после 9,03±1,08, W=809, p<0,001). В сравнении с контролем уровень его сохранялся повышенным, что можно объяснить коротким промежутком времени после проведенной эрадикационной терапии – затухающими явлениями воспалительной реакции в слизистой оболочке желудка или двенадцатиперстной кишки, а также сохраняющимся ответом иммунной системы в ответ на антигенное присутствие (влияние медикаментозной терапии, последствия перенесенной H. pylori-инфекции).

Более чувствительным к проводимому лечению оказался IL-6 в сыворотке крови, так как уровень его достоверно снизился (до лечения 40,01±2,08; после лечения 22,77±2,54; W=921, p<0,001) и не отличался и от показателей контрольной группы. То есть, более быстрая динамика IL-6 была достигнута на системном уровне, а на уровне местных тканей в ближайший период после комплексного лечения продолжает сохраняться воспалительный процесс. Анализ IL-8 в ходе комплексного лечения на уровне локальной иммунной системы не показал достоверного уменьшения воспаления (до лечения 71,96±13,4, после лечения 58,1,6; W=387, p>0,05). На системном уровне было достигнуто достоверное снижение IL-8 относительно исходных показателей (до лечения 89,33±10,01, после лечения 69,06±9,39; W=706, p<0,05), но динамика относительно группы контроля была не достоверной.

В таблице № 6 отражена динамика цитокинов в слюне и сыворотке крови у больных в группе В.

Таблица № 6

Динамика показателей цитокинов в слюне и сыворотке крови в группе В

Показатель пг/мл	Контроль n=25	Группа В n=50			
		до лечения	после лечения	p_1	p_2
IL-6сл.	2,7±0,3	16,86±1,55	14,86±1,54	> 0,05	<0,001
IL-6кр.	19,3±1,32	37,07±2,62	25,53±1,73	<0,01	>0,05
IL-8сл.	37,24±2,52	69,94±12,47	56,13±11,31	>0,05	<0,05
IL-8кр.	14,58±3,2	86,11±12,90	74,0±11,90	>0,05	<0,001

Примечание: достоверность различий между показателями уровня интерлейкинов у больных до и после стандартной терапии оценивали по критерию Уилкоксона:
p1 – в группе В до и после лечения;
p2 – в группе В после лечения в сравнении с контролем

В группе В на фоне стандартной АХБТ IL-6 в сыворотке крови снизился и не отличался от показателей контрольной группы (до лечения 37,1±2,62, после лечения 25,5±1,73, W=663, p<0,01). Достоверных изменений после стандартной терапии показателей в слюне IL-6 (до лечения 16,9±1,55, после лечения 14,9±1,54; W=191, p>0,05) и IL-8 (до лечения 69,9±12,47, после лечения 56,1±11,3; W=371, p>0,05), а также IL-8 в сыворотке крови (до лечения 86,1±12,9, после лечения 74,0±11,9;W=393, p>0,05) не выявлено.

Различия между показателями интерлейкинов в группах А и В после проведения разных схем лечения мы оценивали по критерию Манна-Уитни (табл. № 7).

Анализ изменения показателей цитокинов в группах А и В после

комплексной и стандартной терапии и верификат достоверности

по Т критерию Манна-Уитни

Показатель пг/мл	Группа А n=50	Группа В n=50	Значение Т критерия Манна-Уитни	p
IL-6сл.	9,0±1,1	14,9±1,5	3040,5	<0,000
IL-6кр.	22,8±2,5	25,5±1,7	2812,5	<0,05
IL-8сл.	58,1±11,6	56,1±11,3	2596,0	>0,05
IL-8кр	69,1±9,4	74,0±11,9	2519,0	>0,05

Примечание:

p – достоверность различий между показателями уровня интерлейкинов у больных в группах А и В после комплексной и стандартной терапии по критерию Манна-Уитни

В результате сравнения выявлено достоверное отличие показателей IL-6 в слюне (Т=3040,5) и сыворотке крови (Т=2812,5) у пациентов, получавших комплексную терапию (группа А) в сравнении с группой В, получавшей стандартную антихеликобактерную терапию.

3.2. Результаты терапии через 6 месяцев после лечения

1.1.3 Анализ клинической картины через 6 мес. после лечения

Жалоб на болевой или диспепсический синдромы в группах А и В через 6 мес. не выявлено.

1.1.4 Динамика титров АТ к H. pylori через 6 мес. после лечения

В этой части работы был проведен сравнительный анализ динамики изменения титров АТ к Cag A серопозитивности у больных с ЯБЖ и ЯБДПК, получающих комплексное лечение с имудоном (группа А) и стандартную антихеликобактерную терапию (группа В). Динамика изменения титров АТ к H. pylori оценивалась через 6 мес. после лечения, а затем через один год.

Известно, что титр АТ к H. pylori после проведенной терапии снижается медленно, достигая минимальных значений через 12-18 мес. Однако уменьшение показателей на 50% через 6 мес. после лечения свидетельствует об успешной эрадикации [78].

Анализ снижения титров в группах А и В в зависимости от исходных значений приводится в таблице № 8.

Характер изменения титров АТ к H. pylori через 6 мес после лечения

в группах А и В

Характер изменений титров	Группа А n=50		Группа В n=50		ОШ	р
	n	%	n	%		
Снижение на 50% и более	50	100	42	84	20,2	<0,05
-из них снижение до диагностически незначимого	14	28	4	8	4,5	<0,01
Без изменений	0	0	8	16	0,04	<0,05

Примечание:

р – достоверность различий между показателями уровней титров АТ к H. pylori у больных в группах А и В через 6 мес после комплексной и стандартной терапии

Анализ динамики титров АТ к H. pylori через 6 мес. после проведенного лечения показал, что в группе А в 100% произошло снижение титра антител на 50% и более, это достоверно выше, чем в группе В – 84 % случаев (ОШ=20,2; р<0,05). У пациентов группы А к этому времени достигнуто также достоверно большее количество диагностически незначимых титров (ОШ=4,5; р<0,01). В группе В в 16% случаев (8 чел) титры остались прежними.

В целом, снижение титров АТ к H. pylori по сравнению с исходными значениями в группе А (W=1275, р<0,0001) и в группе В (W=903, р<0,0001) было достоверно значимым, однако в группе А титры АТ к H. pylori снизились на достоверно более значимый уровень Т=3076,0 (р<0,0001).

1.1.5 Динамика результатов уреазного дыхательного теста через 6 мес.

после лечения

Результаты ураезного дыхательного теста через 6 мес. после лечения остались положительными в группе А у 12% пациентов (6 чел.) по сравнению с исходными, что меньше, чем в группе В – у 22% (11 чел.), но различия не достоверны (ОШ=0,48; р>0,05).

3.3. Результаты лечения через один год после проведенного лечения

Через один год после проведенного лечения проведено повторное обследование пациентов групп А и В. Оценивалась клиническая симптоматика, результаты диагностики Н. pylori тремя методами, эндоскопического исследования, наличие рецидивов и осложнений

В обобщенном виде анализ результатов лечения больных в группе А и В через один год представлен в таблице № 9.

Таблица № 9

Оценка результатов лечения в группе А и В через один год

№	Показатели	Группа А		Группа В		ОШ	р
		Абс.	%	Абс.	%		
1.	Наличие жалоб	2	4	4	8	0,5	>0,05
2.	Успешная эрадикация Н. pylori по результатам:						
2.1	– ХЕЛИК-теста	44	88	36	72	2,9	<0,05
2.2	– морфологического метода	46	92	38	76	3,6	<0,05
2.3	– теста CagA серопозитивности:						
	– снижение титра АТ к Н. pylori на 50% и более	50	100	47	94	0,1	>0,05
	– в том числе до 0; 1:5	26	52	11	22	3,8	<0,01
3.	Рецидив ЯБ по результатам ФГС	1	2	8	16	9,1	<0,05
4.	Осложнения заболевания	0	0	1	2,0	0,1	>0,05

Результаты лечения через один год свидетельствуют, что комплексная терапия показала более высокую эффективность: в группе А успешная эрадикация достигнута в достоверно чаще –в 88% против 72% в группе В; случаи рецидивирования ЯБ выявлены достоверно меньше (в 2% в группе А против 16% в группе В).

Результаты эндоскопического исследования
через один год после лечения

Согласно эндоскопическим данным, через один год после курса лечения в группе А язвенный дефект выявлен в 2% случаев (1 чел.), что достоверно меньше (ОШ=9,1; p<0,05), чем в группе В – в 16% случаев (8 чел.), среди которых было одно осложнение в виде желудочно-кишечного кровотечения.

23

Анализ случаев с наличием язвенного дефекта при контрольной ФГДС с учетом титров АТ к H. pylori приводится в таблице № 10.

Результаты динамики эндоскопических данных в зависимости

от титров АТ к H. pylori у пациентов с выявленным язвенным дефектом

ФИО, группа		Титр АТ к H. pylori № 1	ФГДС №1	Титр АТ к H. pylori № 2	Титр АТ к H. pylori №3	ФГДС №3
1.П	А	1:160	ЯБЖ	1:80	1:40	ЯБЖ
2.Б	В	1:320	ЯБЖ	1:160	1:40	ЯБЖ
3.В	В	1:320	ЯБ12	1:80	1:80	ЯБ12
4.С	В	1:320	ЯБ12	1:160	1:80	ЯБ12
5.С	В	1:320	ЯБЖ	1:160	1:40	ЯБЖ
6.Ш	В	1:320	ЯБ12	1:160	1:40	ЯБ12
7.А	В	1:160	ЯБ12	1:80	1:80	ЯБ12
8.Б	В	1:80	ЯБ12	1:40	1:80	ЯБ12
9.Н	В	1:40	ЯБ12	1:20	1:40	ЯБ12

Примечание:

Титр АТ к H. pylori № 1 – величина титра АТ к H. pylori в начале исследования

Титр АТ к H. pylori № 2 – величина титра АТ к H. pylori через 6 мес от начала исследования

Титр АТ к H. pylori №3 – величина титра АТ к H. pylori через 1 год после лечения

ФГС № 1 –результаты эндоскопического обследования в начале исследования

ФГС № 3 –результаты эндоскопического обследования через 1 год после лечения

Из таблицы видно, что значительная часть пациентов с язвенными дефектами – 88,9% (8 человек) –были из группы В, получивших стандартную терапию; у всех пациентов исходно были сильноположительные титры АТ к H. pylori, причем в 55,6% случаев (5чел) их уровень достигал 1:320; в 22,2% (2 чел) – 1:160; в 11,1% – 1:80 и в 11,1% исходный титр был 1:40; через год после лечения титры антител снизились, но оставались в пределах сильноположительных (от 1:40 до 1:80). В анализируемой группе в сравнении с 6-месячным этапом оценки результатов в 22,2% (2 чел.) случаев титры остались без изменений, а в 22,2% (2 чел) даже произошло увеличение, что может свидетельствовать о безуспешной эрадикации или реинфекции.

Результаты теста CagA серопозитивности

через один год после лечения

Через один год после проведения стандартной эрадикационной и комплексной терапии также были проведены контрольные результаты теста CagA серопозитивности.

На рисунках отражена динамика титров АТ в каждой группе в зависимости от исходного показателя.

Динамика титров АТ к H. pylori через 6 мес и через один год

после лечения при исходном титре 1:320

Количество пациентов с исходным титром 1:320 в сравниваемых группах было одинаковым – по 10 чел в каждой (рис. 1).

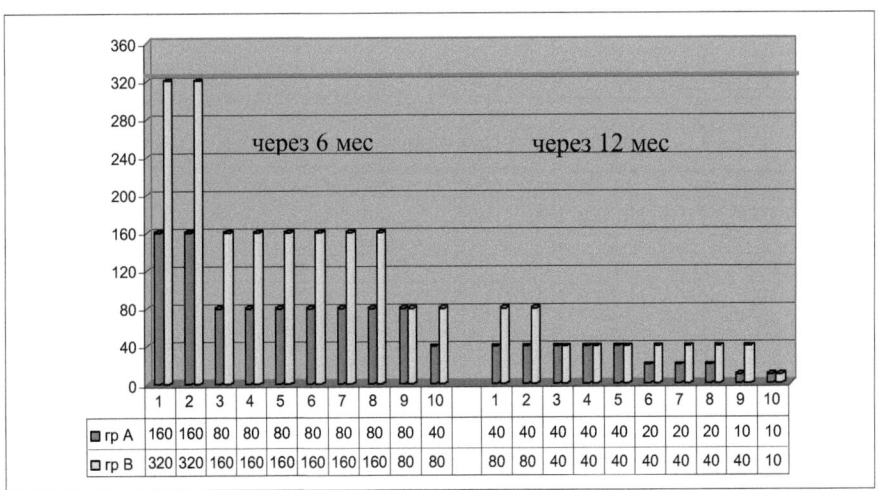

	1	2	3	4	5	6	7	8	9	10	1	2	3	4	5	6	7	8	9	10
▣ гр А	160	160	80	80	80	80	80	80	80	40	40	40	40	40	40	20	20	20	10	10
▢ гр В	320	320	160	160	160	160	160	160	80	80	80	80	40	40	40	40	40	40	40	10

Рис. 1 Динамика титров АТ к H.pylori через 6 мес и через один год после лечения при исходном титре 1:320

Из рисунка 1 видно, что при исходном титре 1:320 после курса лечения через 6 месяцев отрицательных результатов теста (0;1:5) не достигнуто ни в одном случае. Снижение АТ к H. pylori на 50% и более (т. е. до уровня 1:160 и ниже) в группе А достигнуто в 100% случаев против 80% в группе В. В группе В у 20% (2 чел.) случаев сохранялся титр 1:320 (табл. № 11).

Сравнительный анализ титров АТ к H. pylori через 6 мес. после лечения

в группах А и В при исходном титре 1:320

Величина титра АТ к H. pylori через 6 мес.	Группа А n=50		Группа В n=50		φ	p
	n	%	n	%		
1:320	0	0	2	20	2,07	<0,05
1:160	2	20	6	60	1,89	<0,05
1:80	7	70	2	20	2,36	<0,01
1:40	1	10	0	0	1,44	<0,0001

р – достоверность различий между количеством пациентов в группах А и В с данной величиной титра оценивалось с помощью критерия φ- углового преобразования Фишера

Через один год после лечения наблюдалось дальнейшее снижение титров антител. Диагностически незначимых титров не было зафиксировано ни в одной группе, однако в группе А титры снизились до меньших величин (табл. № 12).

Таблица № 12

Сравнительный анализ титров АТ к H.pylori через один год после лечения

в группах А и В при исходном титре 1:320

Величина титра АТ к H. pylori через 12 мес.	Группа А n=10		Группа В n=10		φ	p
	n	%	n	%		
1:80	0	0	2	20	2,07	<0,05
1:40	5	50	7	70	0,9	>0,05
1:20	3	30	1	10	1,15	>0,05
1:10	2	20	0	0	1,07	>0,05

р – достоверность различий между количеством пациентов в группах А и В с данной величиной титра оценивалась с помощью критерия φ- углового преобразования Фишера

Динамика титров АТ к H. pylori через 6 мес и через один год после лечения при исходном титре 1:160

Количество пациентов с исходным титром 1:160 в сравниваемых группах было по 20 чел. Динамика титров АТ к H. pylori через 6 мес. и через один год после лечения отражена на рис. 2 и 3.

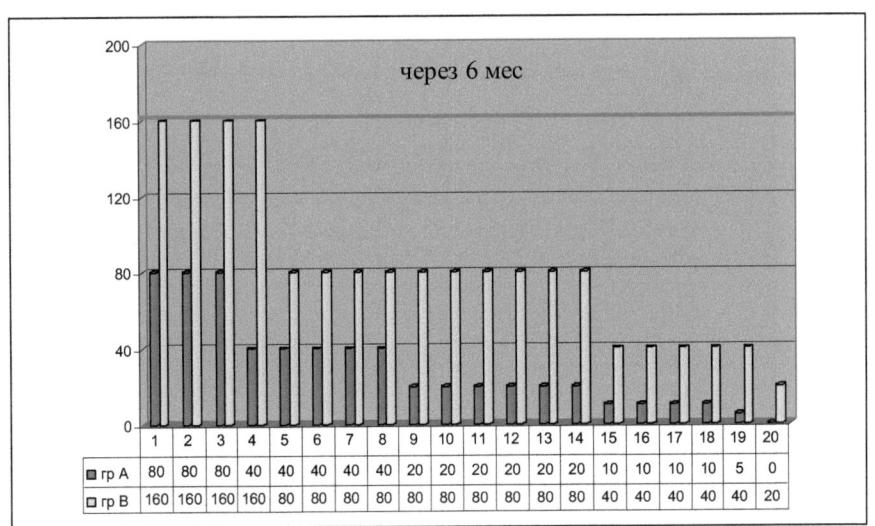

Рис. 2 Динамика величины титров АТ к H. pylori через 6 мес. после лечения при исходном титре 1:160

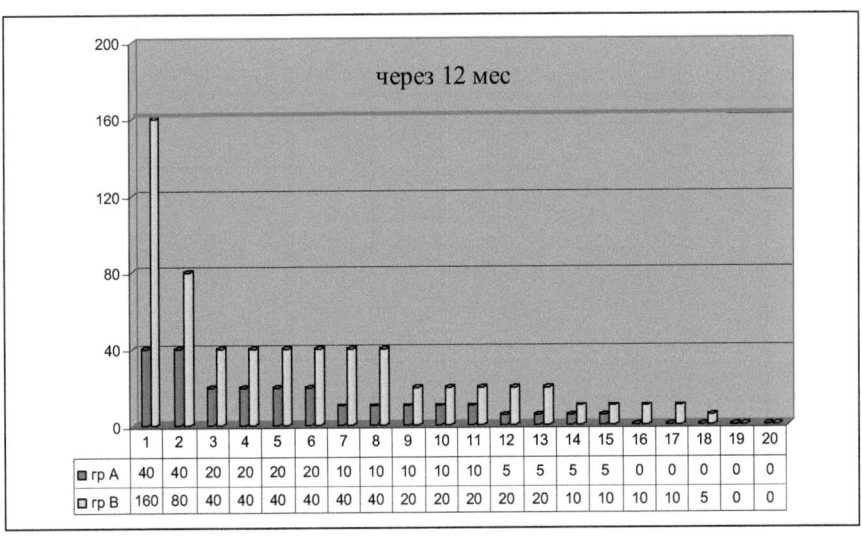

Рис. 3 Динамика титров АТ к H. pylori через один год после лечения при исходном титре 1:160

Результаты, полученные через 6 мес., отражены в таблице № 13.

Сравнительный анализ титров АТ к H. pylori через 6 мес. после лечения

в группах А и В при исходном титре 1:160

Титры АТ к H. pylori через 6 мес.	Группа А n=20		Группа В n=20		φ	p
	n	%	n	%		
1:160	0	0	4	20	2,93	<0,0001
1:80	3	15	10	50	2,45	<0,015
1:40	5	25	5	25	-	-
1:20	6	30	1	5	3,22	<0,0001
1:10	4	20	0	0	2,93	<0,0001
0; 1:5	2	10	0	0	2,04	<0,002

p – достоверность различий между количеством пациентов в группах А и В с данной величиной титра оценивалась с помощью критерия φ- углового преобразования Фишера

Диагностически незначимые титры (0 и 1:5) зарегистрированы в группе А в 10%, в группе В диагностически незначимых титров не выявлено. Снижение титра на 50% и более отмечено в группе А в 100% против 80% в группе В. В 20% случаев в группе В титр остался прежним.

Через один год после лечения диагностически незначимые титры в группе А достигнуты в у 45% (9 чел.), что достоверно больше (ОШ=4,64 р<005), чем в группе В – у 15% (3 чел.); в группе А значения титров снизились на 50% и более (до 1:80 и ниже) у 100% (20 чел.), в группе В – у 95%; у 5% в группе В (1 чел.) титры остались прежними (табл. № 14).

Сравнительный анализ титров АТ к H.pylori через один год после лечения

в группах А и В при исходном титре 1:160

Величина титра АТ к H. pylori через 12 мес.	Группа А n=20		Группа В n=20		φ	p
	n	%	n	%		
1:160	0	0	1	5	0,45	>0,05
1:80	0	0	1	5	0,45	>0,05
1:40	2	10	6	30	1,63	>0,05
1:20	4	20	5	25	0,38	>0,05
1:10	5	25	4	20	0,38	>0,05
0; 1:5	9	45	3	15	2,14	<0,03

p – достоверность различий между количеством пациентов в группах А и В с данной величиной титра оценивалась с помощью критерия φ- углового преобразования Фишера

Динамика титров АТ к H.pylori через 6 мес и через один год
после лечения при исходном титре 1:80

Динамика титров АТ к H. pylori в группах А и В при исходном 1:80 отражена на рис 4.

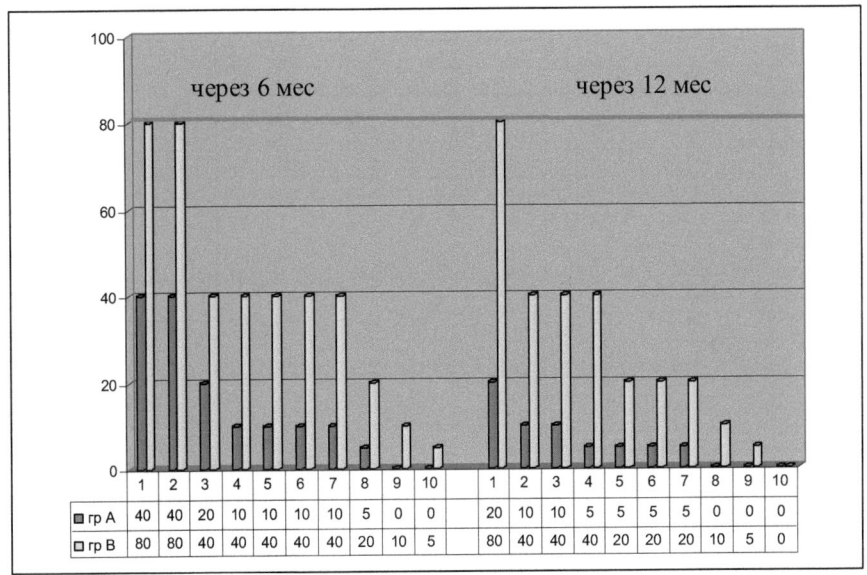

Рис. 4 Динамика титров АТ к H.pylori через 6 мес и через один год после лечения при исходном титре 1:80

Через 6 мес. получены следующие результаты: титр 0 и 1:5 достигнут в группе А в 30% случаев (3чел), в группе В – в 10% (1 чел.), титры АТ к H. pylori снизились на 50% и более в группе А – в 100%, в группе В – в 80%, титр остался прежним в группе В – в 20% (табл.№15).

Сравнительный анализ титров АТ к H.pylori через 6 мес. после лечения

в группах А и В при исходном титре 1:80

Величина титра АТ к H. pylori через 6 мес.	Группа А n=10		Группа В n=10		φ	p
	n	%	n	%		
1:80	0	0	2	20	2,07	<0,03
1:40	2	20	5	50	1,44	>0,05
1:20	1	10	1	10	-	-
1:10	4	40	1	10	1,64	<0,05
0; 1:5	3	30	1	10	1,15	>0,05

p – достоверность различий между количеством пациентов в группах А и В с данной величиной титра оценивалась с помощью критерия φ- углового преобразования Фишера

Через один год в группе А у 70% пациентов получены диагностически незначимые титры, это достоверно больше, чем в группе В – у 20%.(ОШ=9,3; p<0,05). У 10% пациентов группы В титры остались прежними – 1:80, табл. № 16.

Сравнительный анализ титров АТ к H.pylori через один год после лечения

в группах А и В при исходном титре 1:80

Величина титра АТ к H. pylori через 12 мес.	Группа А n=10		Группа В n=10		φ	p
	n	%	n	%		
1:80	0	0	1	10	1,44	>0,05
1:40	0	0	3	30	2,59	<0,05
1:20	1	10	3	30	1,15	>0,05
1:10	2	20	1	10	0,63	>0,05
0; 1:5	7	70	2	20	2,36	<0,05

p – достоверность различий между количеством пациентов в группах А и В с данной величиной титра оценивалась с помощью критерия φ- углового преобразования Фишера

Динамика титров АТ к H. pylori через 6 мес. и через один год после лечения при исходном титре 1:40

Количество пациентов с исходными титрами 1:40 было по 5 чел. в каждой группе (рис. 5).

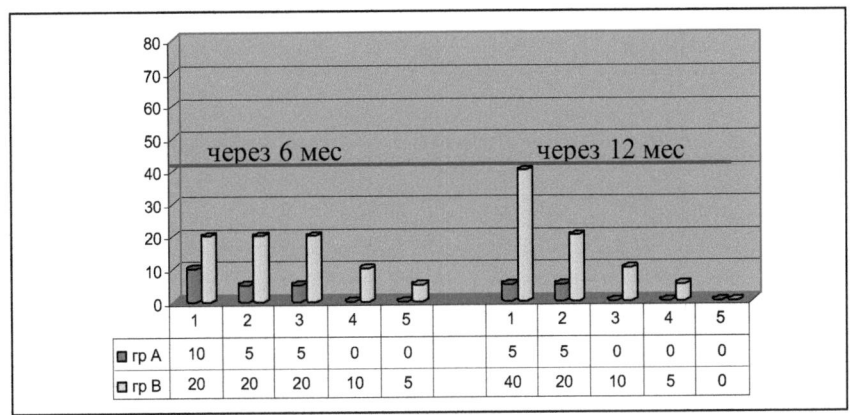

Рис. 5 Динамика титров АТ к H. pylori в группах А и В через 6 мес. и через один год после лечения при исходном титре 1:40

Через 6 мес. титры АТ к H. pylori стали диагностически незначимыми у 80% пациентов группе А, в группе В – 20% (p<0,05). При этом в обеих группах титры АТ к H. pylori снизились на 50% и более (табл. № 17).

Таблица № 17

Сравнительный анализ титров АТ к H. pylori через 6 мес. после лечения

в группах А и В при исходном титре 1:40

Величина титра АТ к H. pylori через 6 мес.	Группа А n=5		Группа В n=5		φ	p
	n	%	n	%		
1:20	0	0	3	60	2,80	<0,001
1:10	1	20	1	20	-	-
0; 1:5	4	80	1	20	2,03	<0,05

p – достоверность различий между количеством пациентов в группах А и В с данной величиной титра оценивалась с помощью критерия φ- углового преобразования Фишера

Через один год диагностически незначимые титры АТ к H. pylori достигнуты в группе А в 100%, что достоверно больше (p<0,05), чем в группе В – в 40%. У 20% пациентов группы В титры вновь увеличились до исходных величин – 1:40 (табл. № 18).

Сравнительный анализ титров АТ к H. pylori через один год после лечения

в группах А и В при исходном титре 1:40

Величина титра АТ к H. pylori через 12 мес.	Группа А n=5		Группа В n=5		φ	p
	n	%	n	%		
1:40	0	0	1	20	1,47	>0,05
1:20	0	0	1	20	1,47	>0,05
1:10	0	0	1	20	1,47	>0,05
0; 1:5	5	100	2	40	2,80	<0,001

р – достоверность различий между количеством пациентов в группах А и В с данной величиной титра оценивалась с помощью критерия φ- углового преобразования Фишера

Динамика титров АТ к H.pylori через 6 мес и через один год после лечения при исходном титре 1:20

Количество пациентов с исходными титрами 1:20 было также по 5 чел. в каждой группе (рис. 6).

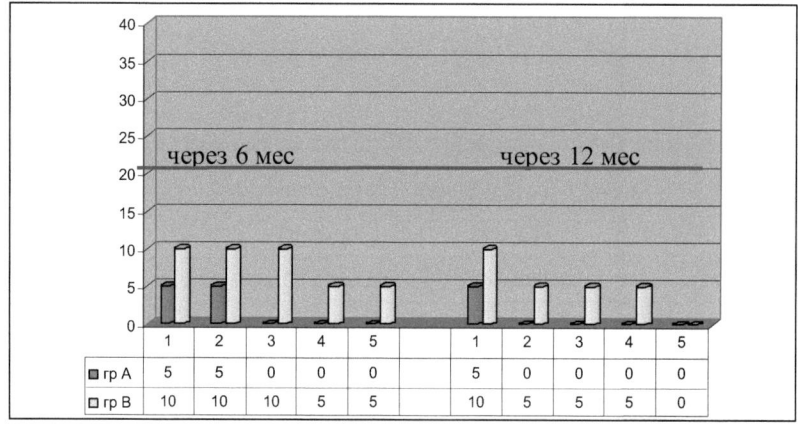

Рис. 6 Динамика титров АТ к H.pylori через 6 мес. и через один год после лечения при исходном титре 1:20

При исходном титре 1:20 через 6 мес. титр 0 и 1:5 достигнут в группе А в 100%, что достоверно больше, чем в группе В – в 40% (φ=2,8; p<0,001). Уровень титров АТ к H. pylori снизился на 50% и более в обеих группах.

Через один год диагностически незначимые титры в группе А выявлены в 100% случаев, в группе В – в 80% (φ=1,5; p>0,05).

Таким образом, согласно полученным данным, через один год после лечения титр снизился до диагностически незначимых величин в группе А у 52% пациентов (26 чел.), что достоверно выше (ОШ=3,8 p<0,01), чем в группе В – 22% (11 чел.). Значение титров снизилось на 50% и более, но не достигло диагностически незначимых в группе А в 48% (24 чел.), что меньше, чем в группе В – 72% (36 чел.) случаев. У 6% (3 чел.) больных группы В уровень титров АТ к H. pylori остался прежним. Все полученные данные отражены в таблице № 19.

Таблица № 19

Динамика титров АТ к H. pylori через один год после лечения в группах А и В

Динамика титров АТ к H.pylori	Группа А n=50		Группа В n=50		ОШ	p
	n	%	N	%		
Снижение до диагностически незначимого; n=37	26	52	11	22	3,8	<0,01
Снижение на 50% и более, но выше 1:5; n=60	24	48	36	72	2,7	<0,05
Без динамики; n=3	0	0	3	6	0,1	>0,05

p – достоверность различий между количеством пациентов в группах А и В

Через год после лечения в группе выявлено достоверно меньше сильноположительных титров (14% (7 чел.) против 44% (22 чел.) в группе В; ОШ=4,8; p<0,01), причем максимальная величина титров достигала 1:40 против 1:160 в группе В.

Таким образом, проведенная терапия через один год привела к достоверному снижению АТ к H. pylori по сравнению с уровнем, предшествующим лечению в группе А, получавшей комплексную терапию (W=1275 p<0,0001), и в группе В после стандартной терапии (W=1128 p<0,0001), однако снижение титров в группе А было достоверно более значимым и через 6 мес. (T=3076; p<0,0001), и через один год (T=3071,0; p<0,0001)), табл. № 20.

Анализ динамики АТ к Нр и верификат достоверности в группах А и В
по критерию Манна-Уитни после комплексной и стандартной терапии

Исходный Титр	Через 6мес.после лечения; Т	p	Через один год после лечения; Т	p
1:320	138,0	<0,01	128,5	>0,05
1:160	556,5	<0,0001	502,0	<0,05
1:80	135,0	<0,05	138	<0,05
1:40	37,5	>0,05	35,5	>0,05
1:20	38	>0,05	35,5	>0,05
Итого	3076	<0,0001	3071,0	<0,0001

В результате анализа полученных данных выявлена зависимость скорости элиминации АТ к H. pylori на фоне проведенного лечения от следующих факторов:

1. Величины исходного титра антител к H. pylori, так как исходно невысокие значения антител к H. pylori перед началом лечения снижались быстрее до диагностически незначимых показателей. При исходном титре 1:20 титры 0 и 1:5 выявлены в группе А в 100%, в группе В в 80%. Высокий исходный уровень АТ к H. pylori сохранялся в дальнейшем на повышенных значениях. Примером может служить тот факт, что при исходном титре 1:320 диагностически незначимых титров ни в группе А, ни в группе В достигнуто не было.

2. Временного параметра: через один год достигнуто достоверно больше диагностически незначимых титров в обеих группах – 74% (37 чел.), чем через 6 мес. – 36% (18 чел) (ОШ=5,1; p<0,001).

3. Способа лечения: при использовании в схеме комплексной терапии иммуномодулятора имудон титры антител снижались также достоверно быстрее и через 6 мес (ОШ 4,5; p<0,05) и через один год (ОШ 3,8; p<0,01).

Проведенная оценка эффективности лечения больных в группе А и в группе В показала, что и комплексная и стандартная эрадикационная терапия при лечении язвенной болезни в стадии обострения в большей части случаев положительно влияли на течение заболевания в течение года, но способ комплексного лечения показал достоверные преимущества перед стандартной эрадикационной терапией. Полученный противовоспалительный эффект, хорошая переносимость и удобная таблетированная форма позволяют рассматривать имудон в качестве эффективного иммуномодулирующего препарата, перспективного для патогенетического применения при лечении больных с ЯБЖ или ДПК.

Оценка динамики показателей Хелик-теста, теста CagA позитивности, уровня провоспалительных цитокинов (IL-6) в зависимости от стадии заболевания показала их диагностическую значимость, что может иметь практическое значение для своевременной диагностики обострения при клинически латентном течении и представлять собой критерии эффективности лечения   ЯБЖ или   ДПК.

ГЛАВА 4. ОПТИМИЗАЦИЯ ДИСПАНСЕРНОЙ ПОМОЩИ БОЛЬНЫМ С ЯЗВЕННОЙ БОЛЕЗНЬЮ

Одной из важных задач нашего исследования является оптимизация диспансерной помощи больным с ЯБЖ и ЯБДПК. Для решения данной задачи были проанализированы факторы, способные оказывать влияние на течение заболевания, такие как распространенность инфекции H. pylori, приверженность пациентов к обследованию и лечению, факторы риска обострения заболевания, проведен анализ эффективности диспансеризации.

4.1. Выявление ведущего этиологического фактора

На современном этапе неотъемлемой частью ведения больного с ЯБ является диагностика H. pylori-инфекции (Маастрихт – 1, 2, 3). Успешная эрадикация H. pylori является экономически эффективным методом терапии, способствует долгосрочной ремиссии язвенной болезни, профилактике осложнений и предупреждению их повторного развития, в то время как без проведения соответствующей терапии у большинства пациентов рецидив наблюдается уже в течение первого года [165]. С учетом изложенного выше, мы считаем целесообразным при диспансерном обследовании пациентов дополнить перечень диагностических обследований двумя неинвазивными методами диагностики – уреазным дыхательным методом (Хелик-тест) и иммунологическим тестом CagA серопозитивности, руководствуясь их неинвазивностью и доступностью. Морфологический метод, описанный в литературе как «золотой стандарт» зачастую оказывается невозможным, если больной отказывается от эндоскопического исследования, мотивируя свой отказ хорошим самочувствием или некомфортностью диагностической процедуры.

Мотивированным доказательством необходимости включения в обязательный перечень обследований при диспансерном обследовании больных методов диагностики H.pylori-инфекции послужили следующие факты:

- у больных, состоящих на диспансерном учете с ЯБ на I этапе исследования H. pylori-инфекция была выявлена у 80,3%
- при обследовании H. pylori-позитивных пациентов без клинических симптомов заболевания на II этапе в 53,3% случаев выявлены при эндоскопическом исследовании язвенные дефекты в СО желудка или двенадцатиперстной кишки
- отсутствие положительной динамики по числу случаев (дней) нетрудоспособности у работников за предшествующий исследованию период (табл. № 21)

Таблица № 21

Показатели заболеваемости

Анализируемый год	Число дней нетрудоспособности	Число случаев на 100 работающих
2004	2674	1,03
2005	2695	1,02
2006	2668	1,03

4.2. Анализ причин высокой распространенности H. pylori-инфекции

Учитывая высокую распространенность H. pylori-инфекции, высокий процент обнаруженных язвенных дефектов у больных диспансерной группы, было решено проанализировать возможные причины полученных результатов. Анализ проводили по данным, полученным при уточняющем исследовании 225 пациентов на II этапе.

Ретроспективный анализ качества диагностики инфекции H. pylori за 2003-2005гг показал, что диагностика хеликобактериоза до назначения медикаментозной терапии проводилась у 24% пациентов (54 человека) с обострением ЯБ морфологическим методом.

По данным амбулаторных карт проведен анализ предшествующей терапии. Результаты представлены в таблице № 22.

Анализ схем лечения пациентов с язвенной болезнью

Схемы лечения	Количество пациентов		Итого
	n	%	%
Рациональные:			
Терапия первой линии	27	12,0	
Ингибитор протонной помпы			
Амоксициллин; кларитромицин			13,3
Терапия второй линии	3	1,3	
Ингибитор протонной помпы			
Метронидазол; тетрациклин; висмута субцитрат			
Нерациональные:			
Без АБ препаратов	26	11,6	
С одним АБ препаратом	31	13,8	
Схемы на основе H₂блокаторов			86,7
H2 блокатор; амоксициллин; кларитромицин	13	5,8	
H2 блокатор; метронидазол; амоксициллин	67	29,8	
Нерациональные комбинации АБ препаратов	58	25,7	

Из таблицы видно, что рациональная антихеликобактерная терапия, согласно рекомендациям Маастрих была проведена лишь в 13,3% случаев.

Анализ схем лечения показал, что типичными ошибками при лечении больных с ЯБЖ и ЯБДПК были следующие:

− использование схем без АБ препаратов – 11,6% или с одним АБ препаратом – 13,8%;

− схемы на основе блокатора H_2 рецепторов гистамина – 35,6% (в том числе и схемы включающие метронидазол);

− нерациональные комбинации АБ препаратов- 25,7%.

Следует отметить, что использование метронидазола в различных схемах лечения, резистентность к которому у H. pylori-инфекции в России, достигает в некоторых регионах 90% [100], отмечено в 53,8%. Это были схемы, включающие H_2 блокаторы гистаминовых рецепторов и метронидазол – 29,8%, и схемы с метронидазолом на основе ИПП – 24,0%.

По результатам анализа амбулаторных карт у пациентов контроль эрадикации H. pylori до 2006 года не осуществлялся.

В настоящее время остается дискутабельной проблема поддерживающей кислотосупрессивной терапии в качестве вторичной профилактики, основной задачей которой является предупреждение рецидивов болезни. Существуют диаметрально противоположные мнения на необходимость проведения и длительность назначения антисекреторных средств, которые используются для поддерживающей терапии. Однако разные точки зрения на проблему объединяют единые стандарты лечения, в том числе и унификация вторичной профилактики рецидивов заболевания [50, 66].

С целью оценки эффективности вторичной профилактики язвенной болезни антисекреторными препаратами проведен анализ первичной медицинской документации 225 пациентов, участвовавших во II этапе исследования.

На основании данных амбулаторных карт о проводимой вторичной профилактике рецидивов ЯБ больные, состоящие на диспансерном учете с ЯБ, были разделены на четыре группы в зависимости от сроков проведения антисекреторной терапии (ранитидин 20мг) в течение предшествующих исследованию 2 лет (табл. № 23).

Таблица № 23

Распределение пациентов в зависимости

от проведенной вторичной профилактики антисекреторными препаратами

Группы	Исследуемая группа n=225		Вторичная профилактика антисекреторными препаратами
	Абс.	%	
Группа А	10	4,4	Непрерывная терапия
Группа В	97	43,2	Сезонная терапия
Группа С	66	29,3	Терапия «по требованию»
Группа Д	52	23,1	Не проводилась

В группах пациентов (всего 173 чел.), получавших разные виды противорецидивной терапии, обострение язвенной болезни желудка и двенадцатиперстной кишки, подтвержденное эндоскопическими данными, зарегистрировано в 50,9% случаев (88 человек), у больных, не получавших противорецидивное лечение антисекреторными препаратами в 61,5% случаев

(32 чел.) выявлено обострение. Достоверных различий в частоте выявления язвенного дефекта у пациентов, получавших и не получавших противорецидивную терапию, не обнаружено ($\varphi=1{,}353$; ОШ=0,65; 95% ДИ =0,34до1,2; р>0,05).

Более подробный анализ частоты язвенных дефектов в зависимости от противорецидивного лечения или его отсутствия представлен в таблице № 24. Количество пациентов в каждой группе принято за 100%.

Таблица № 24

Эффективность вторичной профилактики

Группа	Количество язвенных дефектов		ОШ	Р
	n	%		
Группа А	6	60,0	1,6 1,3 0,9	$p_{1-2}>0{,}05$ $p_{1-3}>0{,}05$ $p_{1-4}>0{,}05$
Группа В	46	47,4	0,8 0,6	$p_{2-3}>0{,}05$ $p_{2-4}>0{,}05$
Группа С	36	54,5	0,7	$p_{3-4}>0{,}05$
Группа Д	32	61,5		

Примечание:
Достоверность различий в количестве выявленных язвенных дефектов:
p_{1-2} – в группах А и В; p_{1-3} – в группах А и С; p_{1-3} – в группах А и Д
p_{2-3} – в группах В и Сp_{2-4} – в группах В и Д; p_{3-4} – в группах С и Д

Анализ таблицы показал, что разные виды антисекреторной терапии в качестве вторичной профилактики не принесли желаемых результатов, достоверных различий с группой пациентов без профилактического приема препаратов получено не было.

Далее в таблице № 25 приводится анализ предшествующей профилактической терапии в группах, титров CagA антител и количества язвенных дефектов, выявленных при уточняющем обследовании.

Таблица № 25

Результаты теста Cag A серопозитивности у пациентов

с язвенным дефектом в группах больных с разной

предшествующей противорецидивной терапией

Титр АТ к H. pylori	Группа А		Группа В		Группа С		Группа Д		Всего	
	n	%	n	%	n		n	%	n	%

1:10	0	0	2	4,3	0	1:10	0	0	2	4,3
1:20	0	0	5	10,9	3	1:20	0	0	5	10,9
1:40	0	0	6	13,0	3	1:40	0	0	6	13,0
1:80	1	16,7	9	19,6	8	1:80	1	16,7	9	19,6
1:160	2	33,3	15	32,6	13	1:160	2	33,3	15	32,6
1:320	3	50,0	9	19,6	9	1:320	3	50,0	9	19,6
итого	6	100	46	100	36	100	32	100	120	100

При анализе таблицы № 58 выявлена прямая корреляционная зависимость между уровнем титров CagA АТ к H. pylori и частотой обнаружения язвенного дефекта в каждой группе: $r_{s\,A} = 0,94$, $p < 0,05$; $r_{s\,B} = 0,90$, $p < 0,05$; $r_{s\,C} = 0,93$, $p < 0,05$; $r_{s\,D} = 0,93$, $p < 0,05$, где r_s – коэффициент ранговой корреляции Спирмена.

Анализ вторичной профилактики обострения ЯБ, разных ее способов показывает, что число рецидивов имеет прямую связь с инфицированием H. pylori и не зависит от предшествующей противорецидивной кислотосупрессивной терапии. Это говорит о необходимости контроля H. pylori-инфекции у пациентов диспансерной группы независимо от наличия или отсутствия у них жалоб, а также в необходимости антихеликобактерной терапии в качестве единственного способа лечения с целью предотвращения рецидивов.

С экономической точки зрения проблема предотвращения развития рецидивов лечения язвенной болезни стоит остро, поскольку годовая стоимость поддерживающей терапии антисекреторными препаратами в масштабе страны исчисляется сотнями миллионов рублей. В то же время, по сравнению с поддерживающей терапией, уничтожение H. pylori меняет само течение заболевания. В многочисленных клинических исследованиях. проведенных в нашей стране и за рубежом показано, что в большинстве случаев после успешной эрадикации прекращается хроническое рецидивирующее течение заболевания, значительно снижается риск таких осложнений, как язвенные кровотечения [14, 81]. Поэтому антихеликобактерная терапия – самый экономически обоснованный метод лечения язвенной болезни.

Расчеты, выполненные в нашей стране, по стоимости наиболее часто применяемых эрадикационных схем (ингибитор протонной помпы: омепразол, рабепразол, или эзомепразол по 20 мг 2 раза в сутки; амоксициллин по 1000 мг 2 раза в сутки; кларитромицин по 500 мг 2 раза в сутки в течение 7 дней), доказали, что на каждый рубль, вложенный в эрадикацию, получают 7,5 рубля экономического эффекта за счет предупреждения рецидива в течение года. Поэтому фармакоэкономические аспекты вторичной профилактики интересны не только с научной, но и в большой мере с практической точки зрения.

Мы предлагаем включить диагностику H. pylori у пациентов с ЯБ в перечень обязательных обследований при диспансерном осмотре. Для реализации этой задачи возможно использование наименее затратных и наиболее доступных и достаточно информативных неинвазивных скрининговых методов: теста CagA-серопозитивности и уреазного дыхательного Хелик-теста.

4.3. Анализ приверженности пациентов к лечению. Пути повышения приверженности к лечению

Современная медикаментозная терапия ЯБ может обеспечить безрецидивное течение данного заболевания и избавить больных от осложнений. Успех терапии зависит не только от назначения оптимальной лекарственной комбинации препаратов, но и, в значительной степени, от ее реализации с участием больного.

Известно, что наиболее значимой причиной неэффективной эрадикации считается резистентность микроорганизма к антибактериальным препаратам. В качестве другой важной причины рассматривают также недостаточную комплаентность больных [20, 80].

Наиболее актуальной эта проблема становится при лечении латентных форм H. pylori-ассоциированной ЯБ, не сопровождающейся существенной субъективной симптоматикой. Соответственно, ожидаемая приверженность к лечению у данной категории пациентов низка, тогда как необходимость эрадикационной терапии очевидна.

Проведено также анкетирование пациентов диспансерной группы больных во время очередного медицинского осмотра, целью которого было изучение их приверженности к обследованию и лечению.

Как было отмечено ранее, 94 чел. (10,1%) категорически отказались от анкетирования и какого-либо метода обследования и лечения, что уже свидетельствует об отсутствии заинтересованности в состоянии собственного здоровья.

Результаты анкетирования показали, что только у 19,0% (177 чел.) выявлена высокая приверженность к рекомендациям врача. У 70,9% (661 чел.) приверженность оказалась сниженной (рис.7).

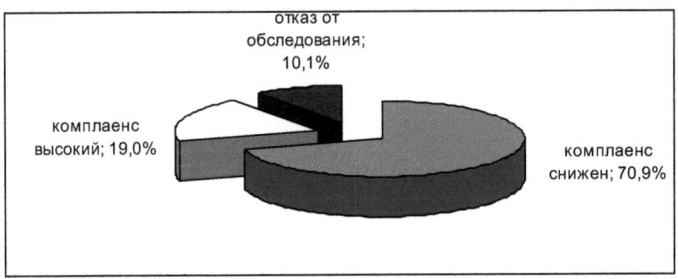

Рис. 7 Анализ комплаенса пациентов диспансерной группы

Причины снижения комплаенса у пациентов (661 чел.) были проанализированы на основе результатов анкетирования.

Результаты анкетирования представлены в таблице № 26.

Таблица № 26

Результаты анкетирования диспансерной группы больных

№	Причины снижения приверженности к лечению	Количество пациентов	
		Абс.	%
1.	Неинформированность пациентов о причине своего заболевания	226	34,2
2.	Негативизм	142	21,5
3.	Отказ от дальнейшего обследования	134	20,3
4.	Отказ от приема медикаментозных препаратов	159	24,0
Итого		661	100

Неинформированность пациентов о возможной причине заболевания (H. pylori-инфекция) – 34,2%, а так же нежелание получить информацию о природе заболевания, методах диагностики, лечения и профилактики хеликобактериоза – 11,5%, по нашему мнению, служат основной причиной отказа пациентов от дальнейшего обследования и лечения, низкой приверженности к рекомендациям врача. Неосведомленность пациентов об инфекционном генезе ЯБ ведет к нежеланию пациентов пройти полноценное обследование и лечение.

Отказ от обследования части пациентов выявлен в 20,3% (134 чел.) случаев, из них:отказ от эндоскопического исследования- 78,4% (105 чел.), в том числе в связи с отсутствием симптомов заболевания (91 чел.); отсутствие времени для обследования в связи с занятостью – 11,9% (16 чел.); нежелание ходить в поликлинику – 9,7% (13 чел.). Таким образом, основной причиной отказа от обследования было нежелание проходить эндоскопическое обследование. В 24,0% (159 чел.) случаев пациенты отказывались от приема препаратов, входящих в состав антихеликобактерной терапии, рекомендуемой лечащим врачом.

Причины отказа от лечения были следующие: нежелание принимать лекарственные препараты в связи с отсутствием в настоящий момент симптомов заболевания – 82,4 % (131 чел.); боязнь побочных эффектов антибактериальных препаратов – 12,6% (20 чел.); нежелание принимать лекарственные препараты в принципе – 2,5% (4чел.); дороговизна схемы лечения – 2,5% (4 чел.). Таким образом, в большинстве случаев (82,4%) отсутствие симптомов заболевания служило для пациентов основанием для отказа от приема лекарственных препаратов.

Причиной создавшейся ситуации может быть недостаточный уровень медицинских знаний пациентов об инфекционном генезе ЯБ, незнание того, что обострения ЯБ могут протекать латентно, осложнения заболевания (кровотечения и перфорации) могут возникать внезапно, на фоне клинического благополучия. В результате пациенты не всегда обращаются за медицинской помощью, не придают значения незначительному ухудшению самочувствия. Это может привести к прогрессированию патологии, грозит в перспективе утратой трудоспособности.

Одним из основных направлений профилактики на современном этапе является обучение больных и повышение роли самого пациента в системе медицинской помощи [20]. Обучение пациентов путем информирования о причине, клинической картине, осложнениях, диагностике, возможных методах лечения и профилактике обострений заболевания, и, в дальнейшем, активное участие пациентов в лечебном процессе является одним из главных условий эффективности лечения хронического заболевания. В настоящее время существуют и продолжают развиваться и совершенствоваться в нашей стране и зарубежных странах различные формы и методы образовательных программ – выездная, индивидуальная, групповая, смешанная, индивидуализированная.

В целях повышения приверженности пациентов к лечению мы разработали учебное пособие для врачей «Язвенная болезнь. Школа для пациента». Занятия проводились для групп пациентов в дни диспансерного приема пациентов. Во время занятий обсуждались следующие вопросы:

1. Что такое язвенная болезнь и чем она опасна? Определение. Причины ЯБ. Предрасполагающие факторы. Осложнения ЯБ.

2. Инфекция H. pylori как ведущая причина ЯБ и ее осложнения.

3. Симптомы обострения ЯБ и ее осложнений. Как установить диагноз ЯБ и как диагностировать инфекцию H. pylori?

4. Какие необходимо предпринимать меры по профилактике обострения ЯБ и осложнений?

5. Особенности питания больного с ЯБ. Понятие о диспансерной помощи больным с ЯБ, формы совместной работы врача и пациента.

Обучение в школе прошли 131 пациент из группы диспансерного наблюдения.

Контроль качества обучения в школе по язвенной болезни проводили по результатам тестирования. Успешным считалось обучение при результатах тестирования не менее 70%.

4.4. Прогностический алгоритм оценки риска возникновения обострения ЯБ

В ходе исследования нами было установлено бессимптомное обострение ЯБ у 120 пациентов, что являлось диагностической находкой при проведении ФГС. Однако известно, и это подтверждено в нашем исследовании при анкетировании, что при отсутствии симптомов заболевания больные зачастую отказываются от проведения эндоскопического исследования и от проведения лечения (91 чел и 131 чел соответственно, согласно анкетным данным). Это может привести к «пропуску» язвенных дефектов и в отсутствие лечения привести к развитию осложнений.

Особый интерес для оптимизации диагностики обострения при клинически латентных вариантах H. pylori-ассоциированной ЯБ представляет создание математических моделей, позволяющих дискриминировать стадию заболевания (обострение или ремиссия). Предпосылками для разработки прогностического алгоритма послужили следующие факторы:

– невозможность ориентироваться на клиническую картину заболевания при латентных формах ЯБ;

– частые отказы от проведения ФГДС пациентов в группе диспансерного наблюдения;

– большой процент выявленных «немых» язв у пациентов- 53,3%.

– отсутствие прогностических алгоритмов, направленных на выявление обострения ЯБ, адаптированных для работы с больными ЯБ на амбулаторном этапе.

Практическое значение работы заключалось также в создании прогностических таблиц для (неинвазивной) диагностики обострения латентных форм ЯБ, разработка которых базировалась на выделении значимых факторов риска для язвообразования и расчете диагностических

46

коэффициентов на основе теоремы гипотез Байеса методом «последовательного анализа по Вальду». Для решения задачи у пациентов выявлены достоверно значимые показатели обострения ЯБ, такие как: отягощенная наследственность по язвенной болезни, неблагоприятные условия труда, курение, нарушение питания, присутствие психоэмоционального стресса, доказательство наличия H. pylori, уровень титров АТ к H. pylori, результаты уреазного дыхательного теста, повышение концентрации IL-6 в крови.

Вычисление диагностического коэффициента (ДК) осуществлялось по формуле:

$$ДК=10\times lg(P(x_j/A1)/ P(x_j/A2));$$ где

x_j – независимый признак в каждой группе;

A_1 – язвенная болезнь в стадии обострения (с наличием язвенного дефекта);

A_2 – язвенная болезнь в стадии ремиссии.

С учетом произведенных расчетов и сделанных предположений задача прогнозирования стадии заболевания при ЯБ сводится к определению значения прогностического (диагностического) индекса (порога) путем последовательного сложения диагностических коэффициентов и его принадлежности к одному из выделенных интервалов.

Величины пороговых сумм диагностических коэффициентов при допустимом проценте ошибок 5% (p<0,05) по формуле А. Вальда для последовательного статистического анализа равны +13 и –13. Достижение пороговой суммы «+13 баллов» при сложении ДК позволяет принять решение: «есть вероятность обострения ЯБ » и прервать процедуру прогноза на любом шаге (вопросе) таблицы; при достижении порога «–13 баллов» выносится решение «ЯБ вне обострения». Проверка модели на 27 случаях, включавших здоровых лиц и больных, не вошедших в группу при разработке модели, показала значимость всех коэффициентов созданной модели на уровне 75%, условие максимума правдоподобия было достигнуто.

Далее представлена таблица для распознавания патологического процесса (ЯБ в стадии обострения) по комплексу независимых признаков. Учитывая тот факт, что после проведения антихеликобактерной терапии у большинства пациентов результаты уреазного дыхательного Хелик-теста и титров АТ к H. pylori стали отрицательными, для этих показателей также были рассчитаны диагностические коэффициенты.

В таблице представлены диагностические коэффициенты, соответствующие различным диапазонам признаков. Все вычисления проведены с точностью до единицы (табл. № 27).

Таблица № 27

Прогностическая таблица для диагностики обострения язвенной болезни

	Факторы риска	Значение признака	Диагностический коэффициент
1	Наследственность	Отягощена	+2
		Не отягощена	−2
2	Условия труда	Неблагоприятные	+2
		Благоприятные	−2
3	Курение	Да	+2
		Нет	−1
4	Нарушение питания	Да	+3
		Нет	−1
5	Нервно-психический фактор	Да	+5
		Нет	−1
6	Уреазный Хелик-тест	Положительный	0
		Отрицательный	-19
7	Величина титра АТ к H. pylori	0, 1:5	-20
		1:10	−13
		1:20	−4
		1:40	0
		1:80	+4
		1:160	+5
		1:320	+12
8	IL-6 в сыворотке крови	Превышает норму (выше 25 пг/мл)	+4
		Не превышает норму (до 25 пг/мл)	-5
	ИТОГО		

Примечание

Согласно формуле А. Вальда для последовательного статистического анализа:
- при допустимом проценте ошибок 5%-величины пороговых значений будут равны +13 и −13
- при допустимом проценте ошибок 10%-величины пороговых значений будут равны +9,5 и −9,5

В прогностическую таблицу введены коэффициенты для показателей уровня IL-6 в сыворотке крови, однако при отсутствии данных возможно применение таблицы без их учета.

Далее на клинических примерах представлен принцип использования прогностического алгоритма.

Пример 1.

Больная А. состоит на диспансерном учете с ЯБЖ. На момент осмотра жалоб нет. Из анамнеза: ЯБ у матери (+2). Работает программистом по 8 часов без ночных смен (–2). Курит по ½ пачки в день (+2). Режим питания соблюдает не всегда, питается от 1 до 5 раз в сутки (+3). Эмоционально лабильна. Дома стрессовая ситуация (+5). При обследовании: уреазный дыхательный Хелик-тест положительный (0). При исследовании крови методом ИФА на АТ к H. pylori выявлен титр 1:80 (+4). Уровень IL-6 в сыворотке крови 47,6 пг/мл (+4). При использовании прогностической таблицы суммарный диагностический коэффициент равен +18 (порог +13 достигнут), выносится решение «ЯБ в стадии обострения». Больной проведена беседа о необходимости проведения ФГДС для уточнения диагноза. На ФГДС выявлен язвенный дефект в желудке. Больной назначен курс лечения с применением имудона. Повторно на диспансерном осмотре больная обследована через 6 мес. (титр АТ к H. pylori 1:10). Данные до (**ДК₁**) и через 6 мес. (**ДК₂**) после лечения внесены в прогностическую таблицу:

Прогностическая таблица пациента А.

№	Параметры	ДК₁	ДК₂
2	Наследственность отягощена	+2	+2
3	Условия труда благоприятные	–2	–2
4	Курение	+2	+2
5	Нарушение питания	+3	–1
6	Нервно-психический фактор	+5	+5
7	Хелик-тест	0	–19
8	Титр Ат к H. pylori	(1:80)+4	(1:10)–13
9	IL-6 в сыворотке крови (пг/мл)	(47,6)+4	(17,2) –5
	Итого	+18	–31

ДК₁ – диагностический коэффициент при первом обследовании
ДК₂ - диагностический коэффициент через 6 мес после лечения

Вывод: суммарный диагностический коэффициент равен −31 (порог − 13 достигнут), выносится решение «ЯБ вне обострения». При эндоскопическом контроле признаки гастрита, язвенных дефектов не выявлено.

Пример2

Больной Н. состоит на диспансерном учете с ЯБДПК. На момент осмотра жалоб нет. Наследственность не отягощена (−2). Работает инженером по 8 часов без ночных смен (−2). Курит по 1 пачки в день (+2). Режим питания не соблюдает (+3). Эмоционально лабилен (+5). При обследовании: Хелик-тест отрицательный (−19); при исследовании крови методом ИФА на АТ к H. pylori выявлен титр 0 (−20). Уровень IL-6 в сыворотке крови 15,3 пг/мл (−5).

Данные внесены в прогностическую таблицу:

Прогностическая таблица пациента Н.

№	Параметры	ДК1
1	Наследственность не отягощена	−2
2	Условия труда благоприятные	−2
3	Курение	+2
4	Нарушение питания	+3
5	Нервно-психический фактор	+5
6	Хелик-тест	−19
7	Титр Ат к H. pylori	−20
8	IL-6 в сыворотке крови	−5
	Итого (с учетом IL-6)	−34

При использовании прогностической таблицы суммарный диагностический коэффициент равен − 34 (порог − 13 достигнут), выносится решение «ЯБ вне обострения». Больному проведена беседа о необходимости проведения ФГДС для уточнения диагноза. При проведении ФГДС выявлены признаки хронического гастрита, язвенных дефектов не выявлено. Больному даны рекомендации с учетом факторов риска.

Пример 3

Больной С. состоит на диспансерном учете с ЯБЖ. На момент осмотра жалоб нет. Наследственность не отягощена (−2). Неблагоприятные условия труда (+2). Курит по 1½ пачки в день (+2). Режим питания соблюдает (−1). Эмоционально лабилен (+5). При обследовании: Хелик-тест положительный

(0); при исследовании крови методом ИФА на АТ к H. pylori выявлен титр 1:160 (+5). Данные внесены в прогностическую таблицу:

Прогностическая таблица пациента С.

№	Параметры	ДК$_1$	ДК$_2$
1	Наследственность не отягощена	−2	−2
2	Условия труда неблагоприятные	+2	+2
3	Курение	+2	+2
4	Нарушение питания	−1	−1
5	Нервно-психический фактор	+5	+5
6	Хелик-тест	0	-19
7	Титр Ат к H.pylori	+5	−4
8	IL-6 в сыворотке крови	+4	−5
	Итого (с учетом IL-6)	+15	−22

При использовании прогностической таблицы суммарный диагностический коэффициент равен +15 (порог +13 достигнут), выносится решение «ЯБ в стадии обострения». Больному проведена ФГДС для уточнения диагноза. На ФГДС выявлен язвенный дефект в желудке. Назначен курс лечения. Повторно на диспансерном осмотре больной обследован через 6 мес. Выявлен титр Ат к H. pylori 1:20 (−4). Данные после лечения также внесены в прогностическую таблицу (ДК$_2$). Итоговый ДК$_2$ равен − 22, выносится решение «ЯБ в стадии ремиссии». При проведении ФГДС выявлены признаки хронического гастрита, язвенных дефектов не выявлено.

Из представленных прогностических таблиц видно, что возможно дальнейшее уменьшение значения итоговых ДК путем воздействия: на фактор курения (уменьшение ДК с +2 до −1); на нервно-психический фактор (уменьшение ДК с +5 до −1); на уровень титра Ат к H. pylori: уменьшение ДК в динамике от +12 до − 20 (т.е. до значений 0 или 1:5).

Таким образом, при анализе прогностических параметров, становится возможным наметить индивидуальный план работы с каждым пациентом по улучшению итоговых показателей прогностической таблицы:

– решение вопросов о необходимости повторных курсов антихеликобактерной терапии в случаях безуспешной эрадикации

(использование резервных схем эрадикации, улучшение результатов эрадикации с включением иммуномодуляторов, применение АБ с учетом чувствительности H. pylori к АБ при длительно сохраняющейся H. pylori-инфекции)

– воздействие на нервно-психический фактор (если ДК+5) (привлечение психолога, психотерапевта, врача физиотерапевта, назначение седативных препаратов)

– обучение пациента в «Школе по язвенной болезни» с акцентом на индивидуальные факторы риска (нарушение режима, характера питания, курение)

– изменение условий труда (если ДК+2) с привлечением к решению вопроса инженера по технике безопасности, начальника подразделения, председателя врачебной комиссии и т.д.

Применение прогностической таблицы для выявления обострения заболевания, в том числе ранней диагностики латентных форм ЯБ при диспансеризации, разработанной на основе математических методов занимает минимум времени, не требует дополнительных материальных затрат и дополнительного оснащения, возможно как в условиях поликлиники так и стационара. Применение прогностической таблицы позволяет осуществить дифференцированный подход к каждому пациенту в процессе диспансерного наблюдения.

4.5. Оценка эффективности диспансеризации у пациентов с язвенной болезнью желудка или двенадцатиперстной кишки

Критерием эффективности диспансеризации лиц, страдающих ЯБ, с медицинской точки зрения является стойкая ремиссия (отсутствие обострений заболевания). В нашем исследовании оценка эффективности диспансеризации проводилась путем изучения следующих показателей: числа случаев (дней) нетрудоспособности на 100 работающих; изменения (снижения) показателя (числа случаев, дней) с ВУТ при рецидивах ЯБ в сравнении с предыдущим годом в процентах; показателя эффективности диспансеризации (процента переведенных в группу практически здоровых).

Динамика числа случаев с ВУТ в связи с рецидивами заболевания. В таблице № 28 отражено число случаев с ВУТ на 100 работающих.

Число случаев ЯБ с ВУТ на 100 работающих

Год	Заболеваемость ЯБ с ВУТ на 100 работающих		φ	P
	Число случаев	%		
2006	1,03*	100	3,12 5,13 9,8	$p_{1-2} <0,01$ $p_{1-3} <0,01$ $p_{1-4} <0,01$
2007	0,98	95,1	2,0 6,67	$p_{2-3} <0,05$ $p_{2-4} <0,01$
2008	0,90	87,4	4,67	$p_{3-4} <0,01$
2009	0,61	59,2		

φ-критерий Фишера
*количество случаев с ВУТ на 100 работающих в НИИ в 2006г взято за 100%
Достоверность различий между количеством случаев ЯБ с ВУТ:
p_{1-2} – в 2006г и в 2007г; p_{1-3} – в 2006 и 2008г; p_{1-4} – в 2006 и 2009г
p_{2-3} –в 2007и 2008г; p_{2-4-} в 2007 и 2009г; p_{3-4-} в 2008и 2009г.

Анализ таблицы показал, что, начиная с 2006 г, каждый последующий год число случаев с ВУТ при обострении язвенной болезни достоверно снижалось (с 2006 по 2007г p<0,01; с 2007 по 2008г p<0,05;с 2008 по 2009г p<0,01) и за период наблюдения число случаев снизилось на 40,8%.

Графическое изображение описанных выше результатов для наглядности представлено на рис. № 8.

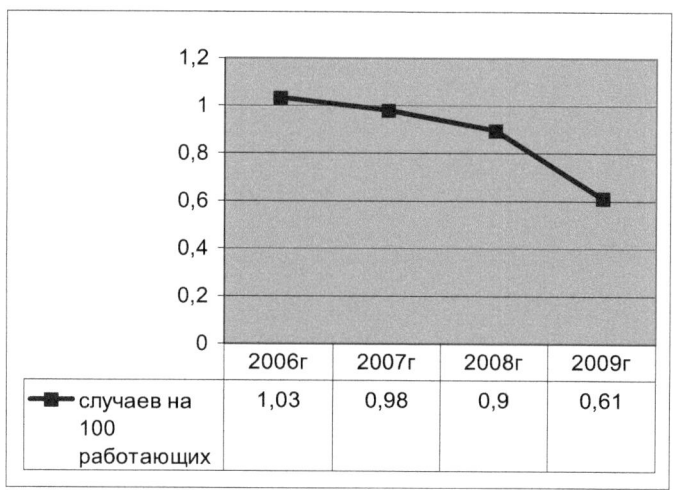

Рис. № 8 Динамика числа случаев с ВУТ, случаи на 100 работающих

Динамика числа дней временной нетрудоспособности с ЯБ

Анализ динамики числа дней временной нетрудоспособности с ЯБ на 100 работающих с 2006 по 2009 г. показал, что число дней ВУТ также ежегодно достоверно снижалось (с 2006 по 2007г p<0,05; 2007 по 2008г p<0,01; 2008 по 2009г p<0,01) и за указанный период наблюдения снизилось на 49,0% (табл. № 29).

Таблица № 29

Число дней ВУТ у пациентов с ЯБ на 100 работающих

Год	Число дней с ВУТ на 100 работающих		φ	P
	Абс.	%		
2006	20,8	100	1,9 5,9 11,2	p_{1-2} <0,05 p_{1-3} <0,01 p_{1-4} <0,01
2007	20,41	98,1	3,5 9,3	p_{2-3} <0,01 p_{2-4} <0,01
2008	17,81	85.6	5,7	p_{3-4} <0,01
2009	10,20	49,0		

φ-критерий Фишера
*число дней ВУТ на 100 работающих в НИИ в 2006г взято за 100%
Достоверность различий между числом дней ВУТ с ЯБ
p_{1-2} – в 2006г и в 2007г; p_{1-3} – в 2006 и 2008г; p_{1-4} – в 2006 и 2009г
p_{2-3} – в 2007и 2008г; p_{2-4} – в 2007 и 2009г; p_{3-4} – в 2008и 2009г.

Динамика числа дней нетрудоспособности с ЯБ на 100 работающих отражена на рисунке №. 9

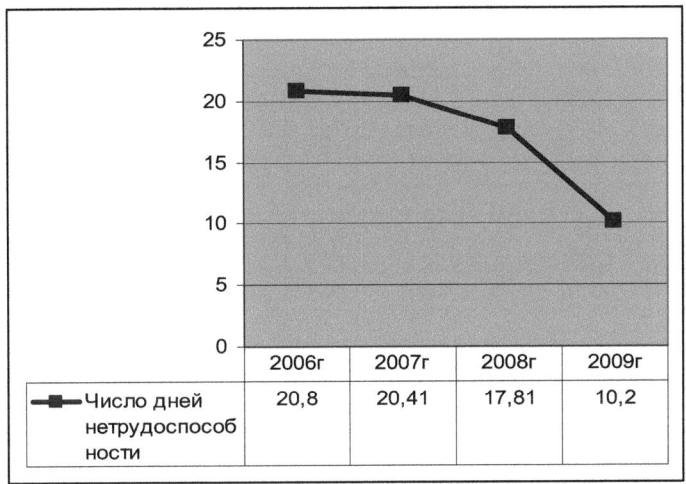

Рис. 9 Динамика числа дней нетрудоспособности с ЯБ на 100 работающих

Динамика показателя (числа случаев, дней) рецидивирования язвенной болезни с ВУТ в сравнении с предыдущим годом в процентах.

В таблицах № 30, № 31 приводятся показатели снижения числа случаев (дней) с ВУТ при рецидивах ЯБ на предприятии в сравнении с предыдущим годом в процентах.

Таблица № 30

Динамика числа случаев с временной утратой трудоспособности

в сравнении с предыдущим годом в процентах

год	Число случаев с ВУТ на 100 работающих	Показатель в сравнении с предыдущим годом (в %)	Динамика показателя в сравнении с предыдущим годом (в %)
2006г	1,03	-	-
2007г	0,98	95,15	4,85
2008г	0,9	91,84	3,31
2009г	0,61	67,78	24,06

Динамика числа дней с временной утратой трудоспособности

в сравнении с предыдущим годом в процентах

год	Число дней с ВУТ на 100 работающих	Показатель в сравнении с предыдущим годом (%)	Динамика показателя в сравнении с предыдущим годом (в %)
2006г	20,8	-	-
2007г	20,4	98,1	1,9
2008г	17,8	87,3	10,9
2009г	10,2	57,3	30,0

Изучение динамики числа случаев рецидивирования язвенной болезни с ВУТ (в сравнении с предыдущим годом в процентах) за период исследования показало, что процент случаев с ВУТ снизился в 2007г на 4,85%, в 2008г – на 3,31%, а наибольший процент снижения показателя отмечен в 2009г – 24,0%.

Отмечено также ежегодное снижение показателя числа дней с ВУТ в процентах) в сравнении с предыдущим годом: в 2007 г. – на 1,9%; в 2008 г. – на 10,9%; в 2009 г. – на 30,0%.

Показатель эффективности диспансеризации (процент переведенных в группу практически здоровых).

Оценку эффективности диспансеризации оценивали по проценту переведенных в группу практически здоровых в связи со стабильной клинико-эндоскопической ремиссией относительно общего числа пациентов диспансерной группы по ЯБ на конец отчетного периода (табл. № 32).

Численность пациентов диспансерной группы,

выбывших по поводу стабильной клинико-эндоскопической ремиссии

Год	Состояло на диспансерном учете с ЯБ	Пациенты со стабильной ремиссией	Показатель эффективности диспансеризации
		Абс.	%
2006	932	31	3,3
2007	946	47	5,0
2008	877	58	6,6
2009	831	99	11,9

Из таблицы видно, что с 2006г. показатель эффективности диспансеризации ежегодно увеличивался и за 4 года наблюдения вырос в 3,6 раз (с 3,3% до 11,9%).

Таким образом, за четыре года активного диспансерного наблюдения за пациентами с ЯБЖ и ЯБДПК достигнуто достоверное снижение числа случаев (и дней) обострений ЯБ с ВУТ, отмечено снижение показателя (числа случаев, дней) с ВУТ в сравнении с предыдущим годом в процентах, а также рост показателя эффективности диспансеризации на предприятии в сравнении с исходными показателями за 2006 год, что может являться результатом активного выявления H.pylori-инфекции в диспансерной группе, диагностики латентных форм заболевания и своевременного проведения эрадикационной терапии, мер вторичной профилактики.

Показатели эффективности диспансеризации, полученные в нашем исследовании, являются важным аргументом в пользу разработки и внедрения комплекса мероприятий для своевременной диагностики активности язвенного процесса, лечения и предупреждения рецидивов:

- скрининговая диагностика Нр-инфекции у пациентов при диспансерном обследовании независимо от наличия или отсутствия клинической картины обострения ЯБ

- проведение комплексной терапии, включающей эрадикационную схему и иммуномодулятор имудон

- мониторинг клинико-инструментальных и лабораторных показателей эффективности лечения пациентов с Нр-ассоциированной язвенной болезнью в группе диспансерного учета

- обучение пациентов в школе по язвенной болезни в целях повышения комплаенса

- применение прогностических таблиц с целью своевременной диагностики латентных форм заболевания

ЗАКЛЮЧЕНИЕ

Не вызывает сомнений, что ЯБ продолжает оставаться заболеванием, имеющим исключительно высокую клиническую и социально-экономическую значимость вследствие увеличения частоты встречаемости данной патологии, высокого уровня трудопотерь, прогрессирующего роста числа осложнений [11].

Необходимо признать, что чрезвычайно привлекательная идея этиологического лечения H. pylori-ассоцщированных заболеваний, несмотря на почти 30-летнюю историю, не решена. Современные, научно-обоснованные и стандартизованные схемы эрадикационной терапии, к сожалению, не приводят к полному уничтожению бактерии [2, 14]. Эффективность эрадикации H. pylori варьирует в различных регионах мира от 30 до 90% [72, 82].

В связи с этим, представляется особенно важной диагностика H. pylori-инфицированности пациентов с ЯБ не только в стадии обострения заболевания, но и в период ремиссии, в рамках диспансерного обследования, с последующим проведением эрадикации, учет факторов риска, проявляющих свой синергизм с основным этиологическим фактором в реализации его негативного потенциала.

В современных концепциях патогенеза язвенной болезни большое значение придается также нарушениям в системе защитных механизмов оболочки гастродуоденальной зоны и, прежде всего, в иммунной системе, определяющей противомикробную резистентность организма и течение репаративных процессов [42, 56]. Однако эти вопросы остаются до сих пор недостаточно изученными. Мало используются возможности современных технологий, основанных на определении медиаторов иммунного ответа (цитокинов). Данные о цитокиновом статусе больных ЯБ немногочисленны и противоречивы.

Большинство исследований посвящено изучению эффективности различных схем антихеликобактерной терапии [78, 84], качеству жизни пациентов [19, 54], разработке новых методов диагностики H. pylori, тогда как изучение диспансерной помощи пациентам, изучение комплаенса пациентов, являющимся ключевым моментом в реализации лечения заболевания, изучены в гораздо меньшей степени. Однако прогностические критерии обострения латентных форм ЯБ, до настоящего времени не разработаны.

Цель настоящего исследования – изучить клинико-иммунологические особенности обострения язвенной болезни желудка и двенадцатиперстной кишки у пациентов в группе диспансерного наблюдения для оптимизации лечения и повышения эффективности диспансеризации.

Материалом для исследования явились результаты диспансеризации и лечения работников крупного научно-производственного центра, состоящих на диспансерном учете с ЯБЖ или ЯБДПК. Средний возраст больных в исследуемой группе составил 47,9±0,54 года. Контрольную группу представляли 25 практически здоровых лиц, сопоставимых по полу и возрасту с группой больных.

Для оценки состояния больного традиционно принято обращать внимание на клинические, лабораторные и метаболические параметры, характеризующие состояние больного, отражая результаты лечения. Этим принципом мы руководствовались при выполнении настоящего исследования. Исследование носило характер последовательного, этапного, включающего скрининговое и уточняющее обследование пациентов из группы диспансерного наблюдения крупного научно-производственного комплекса.

С момента открытия H. pylori перед учеными и врачами встала задача открытия эффективного лечения H. pylori-ассоциированной ЯБ, и, как следствие, определение наиболее эффективных для эрадикации схем. Согласно международным и отечественным рекомендациям, эффективность этих схем должна быть не менее 80% [43, 75]. Однако, согласно литературным данным, в последние годы эффективность рекомендуемых эрадикационных схем лечения значительно снизилась, что может быть связано с двумя основными факторами - формированием резистентности H. pylori к антибиотикам и недостаточной комплаентностью больных (несоблюдение дозировок, режима и длительности приема препаратов). Для повышения эффективности эрадикации предлагаются все новые пути: это и увеличение длительности эрадикационных схем до 14 дней [43], и включение в схему резервных АБ [71] , предложена схема ступенчатой терапии [73]. Опубликованы также данные о возможности использования в лечении ЯБ пробиотиков, продуктов пчеловодства [25]. В современной литературе опубликованы данные о применении системных иммуномодуляторов в лечении ЯБ.

Нами предложено и дано обоснование применению в комплексном лечении топического иммуномодулятора имудона. В исследовании больные с H. pylori-ассоциированной ЯБ с выявленным язвенным дефектом при ФГДС были разделены на 2 группы, одна из которых получала комплексное лечение с включением в схему помимо эрадикационной терапии первой линии иммуномодулятора имудон, вторая получала только стандартную эрадикационную терапию.

Предпосылками для включения в схему лечения топического иммуномодулятора были значимые изменения в балансе IL-6 и IL-8. Установлено, что в стадии обострения ЯБ уровни цитокинов достоверно превышали соответствующие показатели в контрольной группе (в слюне IL- 6: 2,7±0,3 - контроль; 18,04±1,51 - группа А; 16,86± 1,55 - группа В; в слюне IL-8: 37,24±2,52- контроль; 71,96±13,40- группа А; 69,94±12,47- группа В; в сыворотке крови IL-6: 19,3± 1,32 — контроль; 40,01±2,08— группа А; 37,07±2,62- группа В; в сыворотке крови IL-8: 14,58±3,2- контроль; 89,33±10,01 - группа А; 86,11±12,90 — группа В). При этом уровни исследуемых цитокинов и в слюне и в сыворотке крови до начала лечения в группах А и В достоверно между собой не различались (р >0,05). Изменение цитокинового баланса характеризует воспалительную реакцию организма на локальном и системном уровне в ответ на персистенцию инфекционного агента и повреждение гастродуоденальной зоны. Возможной причиной значимого воспалительного ответа со стороны слизистых оболочек и на системном уровне являлось инфицирование CagA-позитивными штаммами H. pylori, индуцирующими выработку эпителиоцитами преимущественно провоспалительных интерлейкинов. Другие причины, которые могли бы быть причиной столь выраженного воспалительного ответа организма, в исследуемой группе пациентов были исключены.

Большой практический интерес представляло изучение динамики исследуемых цитокинов у больных с H. pylori-ассоциированной ЯБ в зависимости от вида проводимой терапии. После курса лечения клиническая ремиссия ЯБ сопровождалась нормализацией уровня IL-6 в сыворотке крови в обеих группах (22,77±2,54-группа А; 25,53±1,73-группа В). Однако снижение уровней других исследуемых цитокинов в слюне и сыворотке крови было различным и зависело от вида проводимой терапии. Отмечено, что у пациентов, получавших комплексную терапию, достоверно снизились показатели IL-6 в слюне (18,04±1,51 - до лечения, 9,03±1,08 - после лечения; p<0,001) и IL-8 в сыворотке крови (89,33± 10,01 - до лечения, 69,06±9,39-после лечения; p<0,05), чего не отмечалось в группе, получавшей стандартную терапию. После комплексной терапии у пациентов отмечено также достоверное снижение IL-6 в слюне и IL-8 сыворотке крови, хотя их уровни оставались выше нормы, и это было расценено как остаточная воспалительная реакция. Возможно, этим оправдывается 14-дневная антихеликобактерная терапия, рекомендованная в настоящее время Маастрихт-3. В достижении противовоспалительного эффекта необходимо учитывать также значение однонаправленного действия имудона и компонента эрадикационной схемы кларитромицина, противовоспалительные свойства которого доказаны в отношении IL-8.

При оценке ближайших результатов лечения через 6 нед отмечено также следующее:

- по результатам ФГДС заживление язв в группе А достигнуто в 100% (50 чел.) случаев, что превышало соответствующий показатель в группе В - 90% (45 чел.), и являлось ранним критерием эффективности комплексной терапии (φ=3,22; p<0,001);

- уменьшение показателей прироста аммиака в выдыхаемом воздухе при проведении уреазного дыхательного теста отмечено в обеих группах, что свидетельствует о снижении Нр-инфицирования пациентов, т.е. динамика результатов Хелик-теста может иметь прогностическое значение при неинвазивной оценке стадии ЯБ. Отмечено, что результаты в группе А стали отрицательными у 90%, что достоверно больше, чем в группе В-74% (OLLT=3,2; p<0,05), что также свидетельствует об эффективности комплексной терапии.

- результаты ИФА в сыворотке крови через 6 мес показали снижение титров АТ к Нр в обеих группах, однако в группе А отмечено значительно больше диагностически незначимых титров (ОШ=4,5; p<0,01), чем в группе В. Выявлено также, что в группе В в 16% (8 чел.) случаев терапия H.pylori-инфекции оказалась неэффективной.

При оценке результатов лечения через год отмечено, что комплексная терапия показала более высокую эффективность в сравнении со стандартной антихеликобактерной терапией: в группе А случаи рецидивирования ЯБ по данным ФГДС выявлены достоверно меньше (2% и 16% соответственно; ОШ=9,1; p<0,05); успешная эрадикация Нр достигнута в достоверно большем проценте случаев (по результатам Хелик-теста в 88% против 72% в группе В(ОШ=2,9; p<0,05); по результатам гистологического метода (в 92% против 76% в группе В (ОШ=3,6; p<0,05); по результатам теста CagA серопозитивности: снижение величины титра АТ к H. pylori на 50% и более в 100% в группе А против 94% в группе В, причем снижение титров до диагностически незначимых величин чаще отмечено в группе А (в 52% против 22%; ОШ=3,8; p<0,05). Наряду с этим приобрели благоприятный характер течения и сопутствующие заболевания, что подтверждено отсутствием морфологических признаков эзофагита, активного гастрита при эндоскопическом исследовании.

Таким образом, результаты проведенных исследований показали клиническую, эффективность применения имудона в комплексном лечении пациентов с ЯБ. Применение имудона направлено на иммунную модуляцию, купирование воспалительного процесса в гастродуоденальной области.

Позитивные эффекты терапии с включением имудона реализовались за счет коррекции прововоспалительных цитокинов, исходно измененных у больных с ЯБ.

В результате изучения динамики показателей Хелик-теста, содержания Cag A AT к Hp в сыворотке крови, уровня провоспалительных цитокинов под воздействием противоязвенной терапии выявлено их диагностическое и прогностическое значение при ЯБ, что может свидетельствовать в пользу проведения данных диагностических тестов при диспансерном осмотре пациентов.

В целях повышения эффективности диспансерной помощи был проведен анализ причин высокой распространенности H. pylori инфекции у пациентов в группе диспансерного наблюдения, разработан комплекс мероприятий по вторичной профилактике, проанализирована эффективность диспансеризации диспансерной группы.

Выявлено, что на предшествующих исследованию этапах диагностика хеликобактериоза проводилась только при обострении ЯБ перед началом лечения и лишь в 24% случаев (54 чел.). При анализе предшествующей терапии по данным амбулаторных карт выявлено, что эрадикационная терапия, согласно рекомендациям Маастрихт, была проведена лишь в 13,3% случаев, причем в 53,8% случаев использовались схемы лечения с метронидазолом, резистентность к которому H. pylori в России достигает 90%; в 48,0% случаев применялись схемы на основе блокатора H_2 гистаминовых рецепторов; в 25,4% в лечении не использовались АБ или применялся всего один АБ препарат.

В настоящее время остается предметом споров проблема поддерживающей кислотосупрессивной терапии в качестве меры вторичной профилактики. Нами проанализированы результаты вторичной профилактики у пациентов, участвовавших во 2 этапе исследования (в количестве 225 чел.). Выявлено, что пациенты с осложнениями в анамнезе (4,4%) получали непрерывную антисекреторную терапию в половинной суточной дозе в течение 2 лет; часть больных (43,2%) получала сезонную профилактику антисекреторным препаратом в течение 2 лет. В третьей группе (29,3%) пациенты получали антисекреторную терапию «по требованию»; в 23, 1% пациенты не получали антисекреторные препараты. Нами выявлена прямая корреляционная зависимость между уровнем титров CagA AT к H.pylori и частотой обнаружения язвенного дефекта в каждой группе, независимо от вида противорецидивной терапии: rs A= 0,94, p < 0,05; rs в = 0,90, p < 0,05; rs с = 0,93, p < 0,05; rsD= 0,93, p < 0,05, где rs - коэффициент ранговой корреляции Спирмена.

Полученные данные свидетельствуют о том, что рецидивирование ЯБ зависит от инфицирования H. pylori и не зависит от предшествующей противорецидивной терапии с использованием H2 блокаторов гистаминовых рецепторов. Это говорит о необходимости контроля H. pylori - инфекции у пациентов диспансерной группы, независимо от наличия или отсутствия у них жалоб, а также о необходимости антихеликобактерной терапии в случае выявления H. pylori инфекции в качестве противорецидивного лечения как в период обострения, так и в период ремиссии.

Лечение язвенной болезни, основанное в настоящее время на применении антихеликобактерной терапии, эффективно только при условии правильного приема рекомендуемых схем и дозировок препаратов, в противном случае возможна неэффективная эрадикация, рецидивирование болезни в дальнейшем, а также развитие устойчивости H. pylori к одному или нескольким компонентам схемы. Недостаточная приверженность к лечению, сопровождающаяся частой отменой и последующим возобновлением лечения, увеличивает вероятность неэффективной терапии, рецидивов заболевания, развития осложнений и является наряду с резистентностью к антибактериальным препаратам, одной из основных причин безуспешной эрадикации H. pylori.

Изучение комплаенса в диспансерной группе показало, что лишь 19,0% пациентов готовы выполнять все рекомендации врача. Неинформированность пациентов о том, что основной причиной заболевания является H. pylori-инфекция - 34,2%, а также нежелание получить информацию о природе заболевания, методах диагностики, лечения и профилактики хеликобактериоза - 11,5%, по нашему мнению служат основной причиной отказа пациентов от дальнейшего обследования и лечения. Среди причин отказа от дальнейшего обследования в 78,4% случаев пациенты указали отказ от эндоскопического исследования. Основной причиной отказа от лечения было отсутствие на настоящий момент симптомов обострения заболевания - 82,4 % (131 чел.). По нашему мнению, прием «терапии по требованию» при появлении симптомов обострения ЯБ помогает пациенту справиться с болью, но снижает приверженность пациентов к обследованию (нежелание проводить ФГДС) и лечению (нежелание принимать дополнительно к ИПП еще два АБ).

В целях повышения приверженности пациентов к лечению нами разработано учебное пособие для врачей и пациентов «Язвенная болезнь. Школа для пациента», содержание и материалы данного пособия стали основой практических занятий с пациентами во время их обучения в школе.

Практическое значение данной работы заключалось также и в разработке скриниговых прогностических таблиц для ранней диагностики обострения заболевания у пациентов с латентным течением ЯБ и своевременного проведения лечебно-профилактических мероприятий. Обоснованием для разработки таблиц являлись следующие факторы: невозможность оценить стадию заболевания на основе клинических данных, нередкий отказ пациентов от эндоскопического исследования, большой процент «немых» язв, выявленных при диспансерном обследовании.

Вероятностно-статистический метод дифференциальной диагностики стадий ЯБ основан на сравнении распределения симптомов. Прогнозирование базировалось на выделении значимых факторов риска по развитию обострения язвенного процесса и расчете диагностических (ДК) коэффициентов каждого показателя. Расчет данных для прогностической таблицы осуществлялся на основе теоремы гипотез (упрощенной формулы Байеса) и алгоритма последовательной статистической процедуры. Прогностический индекс определяли путем последовательного сложения диагностических коэффициентов. Диагностический порог риска развития обострения ЯБ определялся значением «+13» (p<0,05) с вероятностью 95,0% Сумма коэффициентов, равная «-13», свидетельствует в пользу отсутствия обострения ЯБ с той же степенью вероятности.

Предложенная программа оптимизации диспансерной помощи пациентам с ЯБ, включающая повышение комплаенса пациентов путем обучения в Школе по язвенной болезни; скрининговую диагностику H. pylori-инфекции при диспансерном обследовании пациентов неинвазивными методами уреазного дыхательного Хелик-теста и теста CagA-позитивности, оптимизацию схем эрадикации путем включения иммуномодулятора, показала свою клиническую и экономическую эффективность, которые заключались в достоверном снижении случаев временной утраты трудоспособности, снижения дней нетрудоспособности, и как следствие – предотвращении экономических затрат.

Результаты проведенного исследования и анализ данных литературы позволили нам предложить алгоритм ведения пациента с язвенной болезнью желудка или двенадцатиперстной кишки в группе диспансерного наблюдения (рис.10).

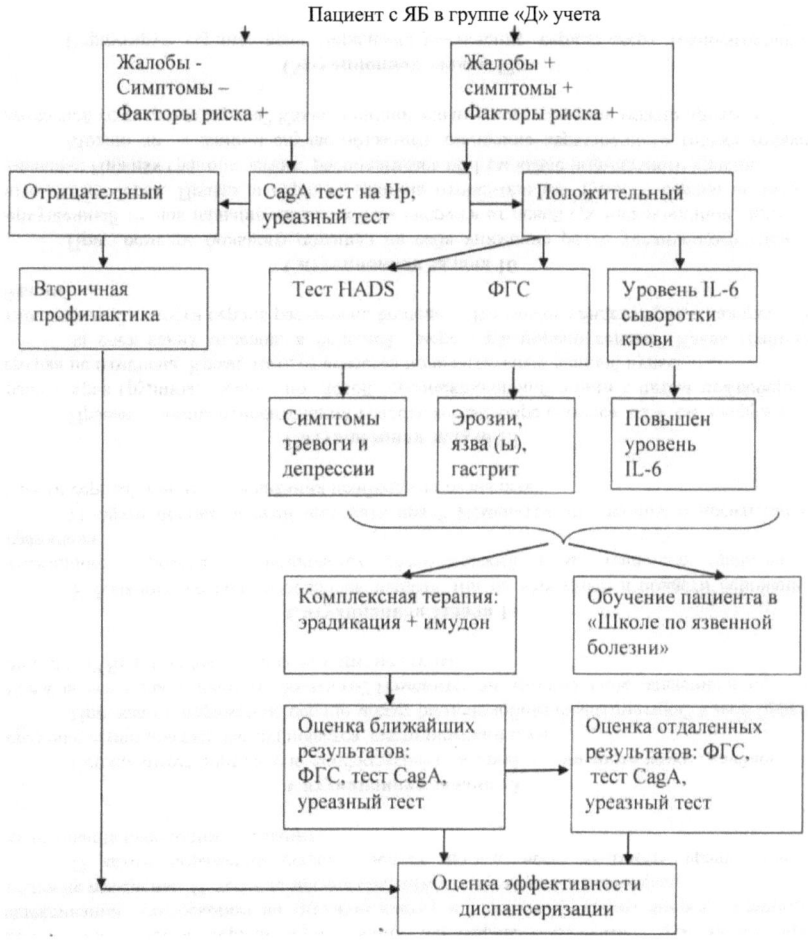

Рис.10 Алгоритм ведения больного с язвенной болезнью желудка и двенадцатиперстной кишки в группе диспансерного наблюдения

Примененный в нашей работе комплексный методологический подход с использованием клинического, инструментального, морфологического, иммунологического методов с разработкой математической модели формирования клинически латентных форм ЯБ, позволил с новых позиций объективно охарактеризовать роль факторов риска, сопутствующих заболеваний, H. pylori, особенности локального и системного воспалительного иммунного ответа организма пациента, изменений гастродуоденальной зоны в условиях воздействия H. pylori, а также оценить эффективность топического иммуномодулятора имудон и обосновать комплекс лечебно-диагностических и профилактических мероприятий для оптимизации диагностики, лечения и вторично   й профилактики у больных с ассоциированной язвенной болезнью желудка и двенадцатиперстной кишки, состоящих на диспансерном учете.

СПИСОК ЛИТЕРАТУРЫ

1. Абдулхаков, Р. А. Амбулаторная практика лечения больных язвенной болезнью желудка и двенадцатиперстной кишки / Р. А. Абдулхаков, С. Р. Абдулхаков // Казанский мед. журн. – 2008 – Т. 89, № 6. - С. 756-760.

2. Абдулхаков, Р. А Инфекция Helicobacter pylori:выбор схемы эрадикационной терапии / Р.А. Абдулхаков, С.Р. Абдулхаков // Ремидиум Приволжье – 2010.- №9. – С. 13-16.

3. Авакимян, В.А. Результаты хирургического лечения ЯБ Ж И 12, осложненной перфорацией / В.А. Авакимян, А.В. Авакимян // Кубанский науч. мед. вестн. – 2007. - № 4. - С. 12-18.

4. Алексеенко, С.А. Лансопразол – препарат выбора в лечении кислотозависимых заболеваний / С.А. Алексеенко // Фарматека. – 2007. - № 13.- С.19-22.

5. Аминова, З.К. О методе лечения язвенной болезни желудка и двенадцатиперстной кишки / З.К. Аминова, Х.Р. Мамаева // Современные наукоемкие технологии. - 2007. - № 7.- С.84.

6. Аруин, Л.И. Качество заживления гастродуоденальных язв: функциональная морфология, роль методов патогенетической терапии. // Эксперим. и клинич. гастроэнтерология. - 2006. - №5. - 40-49.

7. Арутюнян, В.М. Эффективность применения иммуномодуляторов в комплексном лечении больных хроническим гастритом и язвенной болезнью / В.М. Арутюнян, Э.Г. Григорян // Клинич. медицина. – 2003. - № 5. – С. 33-55.

8. Барышникова, Н.В. Эпидемиологическое исследование резистентности Helicobacter pylori к кларитромицину у жителей Санкт-Петербурга с язвенной болезнью / Н. В. Барышникова, Е. В. Денисова, Е. А. Корниенко и др. // Эксперим. и клинич. гастроэнтерология. - 2009.- №5.- С.73-76.

9. Белова, Е.В. Исследование уровней личностной и реактивной тревожности у больных с эрозивным поражением гастродуоденальной области / Е.В. Белова, И.В. Белов, Я.М. Вахрушев // Материалы V съезда научного общества гастроэнтерологов России и XXXII сессии Центрального научно-исследовательского института гастроэнтерологии.- 2005.- М. – С. 668-669.

10. Буторов, И.В. Иммунологические и патогенетические аспекты клинического применения иммунофана при язве двенадцатиперстной кишки у лиц пожилого возраста / И.В. Буторов, Ю.П. Осояну, С.И. Буторов, В.В. Максимов // Терапевт. арх. -2007. - №2. - С.18-22.

11. Василенко, В.Х. Болезни желудка и двенадцатиперстной кишки / В.Х. Василенко, А. Л. Гребенев. – М.: Медицина, 1981. – 344 с.

12. Васильев, Ю.В. Фармакоэкономические аспекты однонедельной терапии язвенной болезни двенадцатиперстной кишки, ассоциированной с

Helicobacter pylori // Эксперим. и клинич. гастроэнтерология. - 2002. - № 4.-С. 61-64.

13. Васильченков, А. В. Цитокинотерапия спленопидом в комплексном лечении гастродуоденальных язв / А. В. Васильченков, С. Д. Никонов, Е.Р. Черных и др. // Вестн. НГУ. Серия: Биология, клиническая медицина. -2006. –Т. 4, Вып. 3. – С. 3-8.

14. Вахрушев, Я.М. Язвенная болезнь: особенности течения на современном этапе и прогноз на ближайшие годы / Я.М. Вахрушев, Л.И. Ефремова // Терапевт. арх. – 2008. - №2. - С. 26-29.

15. Габбасова, Л.В. Язвенная болезнь и факторы риска / Л. В. Габбасова, О.А. Курамшина, О.А. Кофанова и др. // Тезисы доклада XXXVII сессии ЦНИИ Гастроэнтерологии XI съезда НОГР «Патология органов пищеварения и ассоциированные с ней заболевания. Проблемные вопросы и пути решения» - 201.-С. 17.

16. Галкин, В.А. Национальный проект «Здоровье» и задача повышения профессиональной компетенции терапевта поликлиники / В.А. Галкин // Терапевт. арх. – 2008. - №1. - С. 6-9.

17. Григорьев, П.Я. Клиническая гастроэнтерология, 3-е издание, переработанное и дополненное / П.Я. Григорьев, А.В. Яковенко. - М., 2004. – 767 с.

18. Гуляев, П.В. Оптимизация системы диспансеризации группы больных кислотозависимыми заболеваниями органов пищеварения / П.В. Гуляев // Терапевт. арх. – 2009. - №1. - С. 36-40.

19. Гусейнзаде, М.Г. Влияние антихеликобактерной терапии на качество жизни больных язвенной болезнью двенадцатиперстной кишки / М.Г. Гусейнзаде // Эксперим. и клинич. гастроэнтерология. – 2005. - №5. - С. 22-27.

20. Данилов, Д.С. Комплаенс в медицине и методы его оптимизации (клинические, психологические и психотерапевтические аспекты) [Электронный ресурс] / Д.С. Данилов // Consilium Medicum. - 2008. – № 1. – Режим доступа: http://www.consilium-medicum.com/article/17058

21. Денисов, Н.Л. Хронический гастрит с позиций взаимодействия иммунного, инфекционного и морфологического факторов. / Н.Л. Денисов, В.Т. Ивашкин, Ю.В. Лобзин, В.Ю. Голофеевский // Рос. журн. гастроэнтерологии, гепатологии, колопроктологии. – 2008. - №6. - С. 22-26.

22. Дехнич, Н.Н. Оптимизация ведения пациентов с язвенной болезнью желудка и двенадцатиперстной кишки в амбулаторной практике по данным фармакоэпидемиологического анализа: автореф. дис. … канд. мед. наук / Н.Н. Дехнич. – Смоленск, 2005. – 23 с.

23. Дехнич, Н.Н. Кларитромицин (клацид) – роль в эрадикации Helicobacter pylori-инфекции / Н.Н. Дехнич, С.Н. Козлов // Фарматека. – 2007. - № 13. - С.1-6.

24. Долгушина, А.И. Оценка клинико-иммунологической эффективности беталейкина при лечении больных язвенной болезнью желудка и двенадцатиперстной кишки: дис. ... канд. мед. наук / А.И. Долгушина. – Челябинск, 2003. – 220 с.

25. Дубцова, Е.А. Антихеликобактерная эффективность прополиса / Е.А. Дубцова, И.А. Морозов, В.И. Касьяненко и др.// Эксперим. и клинич. Гастроэнтерология. – 2006 - №1 - с. 94-96.

26. Захарова, Н.В. Комбинированная схема эрадикации Helicobacter pylori / Н.В. Захарова // Рос. журн. гастроэнтерологии, гепатологии, колопроктологии. – 2006. - №3. - С. 45-57.

27. Захарова, Н.В. Лансопразол: особенности клинической фармакологии ИПП / Н.В. Захарова // Клинич. гастроэнтерология и гепатология. – 2008. – Т. 1, №3. - С.205-211.

28. Ивашкин, В.Т. Рациональная фармакотерапия заболеваний органов пищеварения: руководство для практикующих врачей / В.Т. Ивашкин - М.: Литтера, 2003. - 624 с.

29. Ивашкин, В.Т. Рекомендации по диагностике и лечению язвенной болезни: пособие для врачей / В.Т. Ивашкин, А.А. Шептулин, Е.К. Баранская. - М., 2005. - 30 с.

30. Илек, Я. Ю. Терапевтический и иммуномодулирующий эффекты имунофана при язвенной болезни двенадцатиперстной кишки у детей / Я. Ю. Иллек, Е. В. Суслова, Г. А. Зайцева, И. Н. Суслов // Экология человека. - 2007. - № 9. – С. 20-23.

31. Исаков, В.А. Терапия кислотозависимых заболеваний ингибиторами протонного насоса в вопросах и ответах / В.А. Исаков // Consilium medicum. - 2006. - № 7.– С.3-7.

32. Капитонова, М.А. Прогнозирование рецидива кровотечения из гастродуоденальной язвы: дис. ... канд. мед. наук / М.А. Капитонова. – Якутск, 2008. – 117 с.

33. Кокуева, О.В. Эффективность иммуномодулирующего действия ликопида у больных ЯБПДК / О.В. Кокуева, Ж.Л. Романова // Эксперим. и клинич. гастроэнтерология. - 2003. - № 3. - С. 17-20.

34. Кротов, С.А. Новые возможности диагностики Helicobacter pilori / С.А. Кротов, Г.Б. Пыринов, В.А. Кротова и др. // Консилиум. - 2001. - N5.-С.20-23.

35. Кузин, В.Б. Место иммуномодуляторов в комплексной антихеликобактерной терапии / В.Б. Кузин, А.А. Артифексова, В.В. Дугина и др. //Иммунология. - 1998.- № 4. - С. 60-63.

36. Лазаренко, В.А. Анализ факторов риска развития язвенной болезни в сравнении с другими заболеваниями гепатопанкреатодуоденальной зоны

/В.А. Лазаренко, Б.С. Суковатых, А.Е. Антонов и др.//Курский научно-практический вестник «Человек и его здоровье». – 2009.-№1.- С. 95-100.

37. Лазебник, Л.Б. Применение иммуномодулятора гепон в лечении эрозивно-язвенных поражений гастродуоденальной зоны / Л.Б. Лазебник, Л.А. Звенигородская, В.Ю. Фирсакова и др. // Эксперим. и клинич. гастроэнтерология. – 2003. - №3. - С. 17-20.

38. Лазебник, Л.Б. Диспансеризация в гастроэнтерологии / Л.Б. Лазебник, Э.Я. Селезнева // Эксперим. и клинич. гастроэнтерология. – 2004. - №5. - С. 134-138.

39. Лазебник, Л. Б. Оценка общей стоимости стационарного лечения язвенной болезни двенадцатиперстной кишки, ассоциированной с H.pylori / Л.Б. Лазебник, М.Г. Гусейнзаде, Л.И. Ефремов // Качественная клинич. практика. – 2008. - № 2. - С. 62-70.

40. Лазебник, Л.Б. Helicobacter pylori: распространенность, диагностика, лечение / Л.Б. Лазебник, Ю.В. Васильев, П.Л. Щербаков и др. //Эксперим. и клинич. гастроэнтерология. – 2010. - № 2. - С. 3-7.

41. Лапина, Т.Л. Ингибиторы протонной помпы: несколько вопросов по теории и практике / Т.Л. Лапина // Фарматека. – 2006. - №1. - С. 61-65.

42. Ледина, Н.В. Клинико-диагностические критерии и оценка эффективности лечения язвенной болезни двенадцатиперстной кишки у пациентов пожилого возраста: дис. … канд. мед. наук / Н.В. Ледина. – М., 2009 – 139 с.

43. Маев, И.В. Современные стандарты лечения кислотозависимых заболеваний, ассоциированных с H. Pylori (материалы консенсуса Маастрихт-3) / И.В. Маев, А.А.Самсонов // Гастроэнтерология. – 2006. - №1. - С.3-8. – Прил. к журн. Consilium medicum.

44. Маев, И.В. Факторы риска развития и лечение труднорубцующихся язв желудка и двенадцатиперстной кишки / И.В. Маев, А.Н. Казюлин, Д.Т. Дичева и др. // Фарматека. - 2010. - № 15. - С. 39-43.

45. Маршалл Б., Helicobacter pylori: уроки прошлого и новые возможности / Б. Маршалл // Эксперим. и клинич. гастроэнтерология. – 2008. - № 8. - С. 6-11.

46. Никитин, Г.А. Оптимизация фармакотерапии у больных язвенной болезнью, ассоциированной с Helicobacter pylori, на терапевтическом участке / Г.А. Никитин, В.В. Руссиянов // Фарматека. -2008. - №10. - С. 65-68.

47. Островская, Л.Ю. Эрадикация Helicobacter pylori в ротовой полости в профилактике рецидивов в язвенной болезни двенадцатиперстной кишки / Л.Ю. Островская // Успехи современного естествознания. – 2005. – № 7. – С. 42.

48. Парахонский, А.П. Патогенетическое обоснование иммунофармакотерапии при хроническом гастрите и язвенной болезни / А.П. Парахонский, С.С. Цыганок // Успехи современного естествознания. – 2008. - № 12. – С. 54-55.

49. Поваляев, А.В. Оксид азота в комплексном эндоскопическом лечении больных с эрозивно-язвенными гастродуоденальными кровотечениями: дис. ... канд. мед. наук / А.В. Поваляев.- М., 2009. – 109 с.

50. Самохина, Е.П. Актуальные вопросы гастроэнтерологии. Практическое руководство. / Е.П. Самохина; под ред. А.С. Празднова – Челябинск, 2008. - 60 с.

51. Самсонов, А.А. Антибиотики схем эрадикации H. Pylori. Чем мы ограничены в выборе препаратов / А.А.Самсонов // Рос. журн. гастроэнтерологии, гепатологии, колопроктологии. – 2008. - №4. - С. 63-68.

52. Смирнова, Т.А. Опыт применения ронколейкина при терапии язвенной болезни желудка, ассоциированной с Helicobacter pilori, в амбулаторных условиях / Т.А. Смирнова, Е.П. Пономарева, Р.А. Ханферян, В.В. Колесников // Терапевт. арх. – 2009. - №2. - С. 30-36.

53. Современное здравоохранение. Приоритетный национальный проект «Здоровье», 2006 [Электронный ресурс] / Режим доступа: http://www.zdorovie.perm.ru/

54. Степченко, А. А. Показатели клеточного и гуморального иммунитета у больных язвенной болезнью, ассоциированной с Helicobacter pylori / А. А. Степченко // Российский медико-биологический вестник им. Академика И.П. Павлова – 2009.-№1.- С.39-46.

55. Ступин В.А. Особенности консервативной терапии пациентов с кровоточащими язвами желудка и двенадцатиперстной кишки / В.А. Ступин, С.В. Силуянов, В.В. Афанасьев и др. / Фарматека. – 2011.- №2. – С.58-63.

56. Тарасова, Е.С. Язвенная болезнь желудка, ассоциированная с Helicobacter pylori при наличии кишечной метаплазии: клинико-иммунологические особенности течения: дис. ...канд. мед. наук / Е.С. Тарасова. - М., 2007. – 118 с.

57. Ткачева, А.Г. Влияние бестима на иммунологический статус и клиническое течение язвенной болезни / А.Г. Ткачева, О.Ф. Калев, А.И. Долгушина, Т.В. Антипина // Эксперим. и клинич. гастроэнтерология. – 2004. - №6. - С. 29-33.

58. Ушкалова, Е.А. Внутривенные ингибиторы протонной помпы в лечении кровотечений из верхних отделов желудочно-кишечного тракта / Е.А. Ушкалова // Трудный пациент. – 2005. - № 10-11. - С. 57-61.

59. Циммерман, Я. С. Гастродуоденальные заболевания и Helicobacter pylori-инфекция: общее обозрение проблемы / Я.С. Циммерман // Клинич. медицина.– 2009. - Т.87, № 5. - С. 9 -15.

60. Цуканов, В.В. Распространенность CagA-штаммов Helicobacter pylori и язвенная болезнь у населения Восточной Сибири / В.В. Цуканов, Ю.Л. Баркалов, Ю.Л. Тонких и др. // Терапевт. арх. – 2007. - № 2. - С. 15-18.

61. Цуканов, В. В. Современные аспекты эрадикации Helicobacter pylori / В. В. Цуканов, О. С. Амельчугова, П. Л. Щербаков // Лечащий врач. - 2010. - № 2. - С. 38-40.

62. Честикова, Е.В. Основные результаты и перспективы диспансеризации населения в свете национального проекта «Здоровье»: дис. … канд мед. наук / Е.В. Честикова. – СПб., 2008. – 144 с.

63. Чобанов, Р.Э. Парадонтальные карманы как биотопы накопления и жизнидеятельности Helicobacter pylori / Р.Э. Чобанов, Р.М. Мамедов // Сибирский мед. журн. – 2008. - № 7. - С. 72-73.

64. Шапошников, В.И. К вопросу лечения язвенных кровотечений / В.И. Шапошников // Кубанский науч. мед. вестн. – 2008. - № 1-2. - С. 37-39.

65. Шкитин, В.А. Фармакоэкономические аспекты лечения язвенной болезни двенадцатиперстной кишки / В.А. Шкитин, Н.А. Панисяк, А.В. Алимов // Журнал клинич. перспективы гастроэнтерологии, гепатологии.– 2008. - №3. - С. 22-26.

66. Шоломицкая, И.А. Поддерживающая антисекреторная терапия в профилактике рецидивирования дуоденальных язв / И.А. Шоломицкая, Н.В. Карпалов, Н.Ф. Сорока // Эксперим. и клинич. гастроэнтерология. – 2005. -№ 5. - С. 28-33.

67. Щербинина, М.Б. Континуум хеликобактерной инфекции как научное обоснование клинических решений / М.Б. Щербинина // Эксперим. и клинич. гастроэнтерология. – 2005. - № 4. - С. 20-26.

68. Яковенко, Э.П. Пептические язвы, патогенетические подходы к терапии / Э.П. Яковенко, А.В. Яковенко, Н.А. Агафонова и др. // Фарматека. – 2008. - № 13. - С.62-67.

69. Aebischer, T. Inflammatorion Immunity and Vaccines for Helicobacter / T. Aebischer, T. Meyer, L. Andersen // Helicobacter. - 2010. - Vol. 15. - P. 21–28. - Suppl. 1.

70. Bruce, M. Risk factors for reinfection after successful eradication of Helicobacter pylori in three different populations in Alaska / M. Bruce, T. Hennessy, A. Reasonover et al. // Helicobacter. - 2010. - Vol. 15. - P. 372.

71. Cheng H. Furazolidone, amoxicillin, bismuth and rabeprazole quadruple rescue therapy for the eradication of Helicobacter pylori / H. Cheng, FL. Hu // World J Gastroenterol. – 2009. - Vol. 15 № 7. – P. 860–4.

72. Ford, A. Epidemiologi of Helicobacter pylori infection and Public Health Implications / A. Ford, A. Axon // Helicobacter. - 2010. -Vol. 15. - P. 1–6. - Suppl. 1.

73. Gatta, L. Sequential Therapy or Triple Therapy for Helicobacter pylori Infection: Systematic Review and Meta-Analysis of Randomized Controlled Trials in Adults and Children / L. Gatta, N. Vakil, G. Leandro et al. // Am. J. Gastroenterol. - 2009. – Vol.104, №12 – P. 3069-79

74. Gisbert, J.P. Systematic review and meta-analysis: levofloxacin-based rescue regimens after Helicobacter pylori treatment failure / J.P. Gisbert, F. De la Morena // Aliment. Pharmacol. Ther. - 2006. - Vol. 23, № 1. - P. 35–44.

75. Malfertheiner, P. Current concepts in the management of Helicobacter pylori infection: the Maastricht III Consensus report / P. Malfertheiner, F. Megraoud, C. O'Morain et al. // Gut. – 2007. – Vol. 56. – P. 772–781.

76. Michetti, P. Oral immunization with urease and Escherichia coli heat-labile enterotoxin is safe and immunogenic in Helicobacter pylori-infected adults / P. Michetti, C. Kreiss, K. L. Kotloff et al. // Gastroenterology. - 1999. - Vol. 116, № 6. - P. 804–812.

77. Monita-Infante, J. Clinical trial clarithromycin vs. levofloxacin in first-line triple and sequential regimens for Helicobacter pylori eradication / J. Monita-Infante, B. Pere-Gallordo, M. Fernandes-Bermejo et al. //Aliment Pharmacol Ther. – 2010. – Vol. 31. – P. 1077-1084.

78. Nista, E.C. Bacillus clausii therapy to reduce side-effects of anti-Helicobacter pylori treatment: randomized, double-blind, placebo controlled trial / E.C. Nista, M. Candelli, F. Cremonini et al. // Aliment. Pharmacol. Ther. - 2004. - Vol. 20, № 6. - P. 1181–1188.

79. O'Connor, A. Treatment of Helicobacter pylori infection 2010 / A. O'Connor, J. Gisbert, D. McNamara, C. O'Morain // Helicobacter. - 2010. - Vol. 15. - P. 46–52. - Suppl. 1.

80. Seppälä K. Cure of Helicobacter pylori infection in all compliant patients: report on 644 subjects / K. Seppälä, T. Kosunen, L. Veijola et al. // Scand J Gastroenterol. – 2008. - Vol. 43 № 9. – P. 1149-50.

81. Sharma, V.K. Helicobacter pylori eradication is superior to ulcer healing with or without maintenancetherapy to prevent further ulcer haemorrhage / V.K. Sharma, A.V. Sahai, F.A. Corder et al. // Aliment Pharmacol Ther. – 2001. – Vol. 15. – P. 1939–1947.

82. Sung, J.J. Systematic review: the global incidence and prevalence of peptic ulcer disease / J.J. Sung, E.J. Kuipers, H.B. El-Serag // Aliment Pharmacol Ther. – 2009. – Vol. 29. – P. 938–946.

83. Van der Poorten, D. The effectiveness of rifabutin triple therapy for patients with difficul-to-eradicate Helicobacter pylori in clinical practice / D. Van der Poorten, P.H. Katelaris // Aliment. Pharmacol. Ther. - 2007. - Vol. 26, № 7. - P. 1537–1542.

84. Zou, J. Meta-analysis: Lactobacillus containing quadruple therapy versus standard triple first-line therapy for Helicobacter pylori eradication / J. Zou, J. Dong, X. Yu // Helicobacter. - 2009. - Vol. 14, № 5. - P. 97–107.

85. Zullo, A. Primary antibiotic resistance in Helicobacter pylori strains isolated in northern and central Italy / A. Zullo, F. Pema, C. Hassan et al. // Aliment. Pharmacol. Ther. - 2007. - Vol. 25, № 6. - P. 1429–1434.

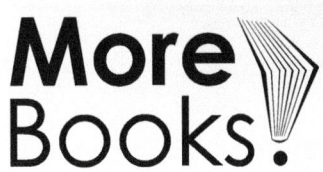
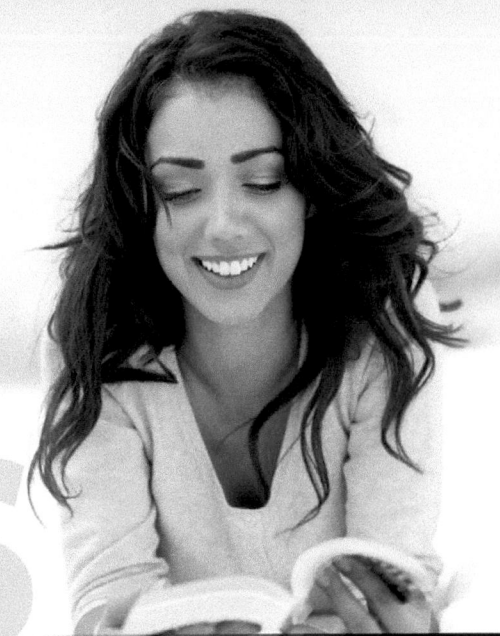

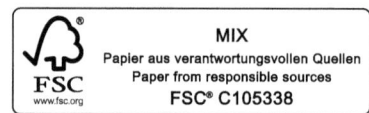
Printed by Books on Demand GmbH, Norderstedt / Germany